Magda Karina Cruz García
Rosa María Baltazar Téllez
José Arias Rico

Calendário de vacinação em crianças com menos de 5 anos de idade

Magda Karina Cruz García
Rosa María Baltazar Téllez
José Arias Rico

Calendário de vacinação em crianças com menos de 5 anos de idade

Universidade Autónoma do Estado de Hidalgo

ScienciaScripts

Imprint

Any brand names and product names mentioned in this book are subject to trademark, brand or patent protection and are trademarks or registered trademarks of their respective holders. The use of brand names, product names, common names, trade names, product descriptions etc. even without a particular marking in this work is in no way to be construed to mean that such names may be regarded as unrestricted in respect of trademark and brand protection legislation and could thus be used by anyone.

Cover image: www.ingimage.com

This book is a translation from the original published under ISBN 978-613-9-44211-9.

Publisher:
Sciencia Scripts
is a trademark of
Dodo Books Indian Ocean Ltd. and OmniScriptum S.R.L publishing group

120 High Road, East Finchley, London, N2 9ED, United Kingdom
Str. Armeneasca 28/1, office 1, Chisinau MD-2012, Republic of Moldova, Europe
Printed at: see last page
ISBN: 978-620-8-34530-3

Apresentação

Este livro discute os benefícios do cumprimento do calendário nacional de vacinação para crianças com menos de cinco anos de idade, que é uma das prioridades para o sector da saúde no México, tendo em conta a elevada taxa de morbilidade e mortalidade devido a doenças imunopreveníveis, em que a vacinação é uma das acções mais eficazes para a prevenção.

A vacinação é uma das acções de saúde pública mais eficazes para prevenir doenças e uma obrigação do Estado. No entanto, no México, existe incerteza quanto à cobertura e à oportunidade com que as vacinas são administradas às crianças durante o seu primeiro ano de vida (nascem 2,3 milhões de crianças por ano no México), o que significa que até 65,7% das crianças podem não ter o seu calendário completo ou podem tê-lo recebido tardiamente e, por conseguinte, correm o risco de adoecer. Em contrapartida, o Ministério Federal da Saúde do México; admite que apenas 9,3% das crianças com menos de um ano de idade estão em risco de contrair doenças evitáveis por vacinação.

O Fundo das Nações Unidas para a Infância (UNICEF), uma agência da Organização das Nações Unidas (ONU) dedicada à promoção dos direitos das crianças e dos adolescentes; concebeu a campanha "Crianças 100% Vacinadas", que tem por objetivo fazer chegar as vacinas às comunidades mais remotas do mundo, para que possam ser administradas a todas as crianças, onde quer que se encontrem.

Isto vai de encontro ao acordo dos especialistas do Centro de Controlo de Doenças (CDC), os principais grupos de factores ou razões relacionados com a falta de vacinação são agrupados em categorias como o sistema de vacinação, a comunicação e informação, as caraterísticas familiares, as atitudes e conhecimentos dos pais, de tal forma que todos estes factores contribuem para que a criança não tome todas as vacinas de acordo com a sua idade, o que leva a concluir pelo incumprimento do calendário nacional de vacinação.

Nola Pender, enfermeira autora do Modelo de Promoção da Saúde (HPM), afirmou que o comportamento é motivado pelo desejo de alcançar o bem-estar e o potencial humano.Nola Pender, enfermeira autora do Modelo de Promoção da Saúde (HPM), afirmou que o comportamento é motivado pelo desejo de alcançar o bem-estar e o potencial humano; estava interessada em criar um modelo de enfermagem que desse respostas à forma como as pessoas tomam decisões sobre os seus próprios cuidados de saúde.

Índice

Capítulo 1: Introdução

1.1 Introdução

A fase de lactente nos anos pré-escolares, quando tem entre três e cinco anos de idade, a criança está ocupada a aprender a linguagem, está a adquirir um sentido de si própria e uma maior independência, e está a começar a aprender como funciona o mundo físico. A vacinação atempada durante esta fase é fundamental porque ajuda a fornecer imunidade antes de as crianças serem expostas a doenças potencialmente fatais. As vacinas são avaliadas para garantir que são seguras e eficazes para serem administradas a crianças nas idades recomendadas.(1)

As vacinas podem prevenir doenças, prolongar a vida e até erradicar pragas que existem desde os tempos pré-históricos. A eficácia das vacinas é conhecida há décadas, mas as crianças dos países em desenvolvimento continuam a morrer de doenças que podem ser prevenidas por vacinas. Os Estados Unidos e os seus parceiros internacionais têm vindo a trabalhar em conjunto há mais de 30 anos para levar os benefícios das vacinas às crianças de todo o mundo.(2)

A imunização previne doenças, deficiências e mortes, como a difteria, a hepatite B, o sarampo, a papeira, a tosse convulsa, a pneumonia, a poliomielite, as doenças diarreicas causadas por rotavírus, a rubéola e o tétano. (3)

A vacinação é uma das acções de saúde pública mais eficazes para prevenir doenças e uma obrigação do Estado. No entanto, no México existe incerteza quanto à cobertura e à oportunidade com que as vacinas são administradas às crianças durante o seu primeiro ano de vida (nascem 2,3 milhões de crianças por ano no México), o que significa que até 65,7% das crianças podem não ter recebido o seu calendário completo de vacinação ou podem tê-lo recebido tardiamente e, por conseguinte, correm o risco de adoecer . Em contrapartida, a SSA admite que apenas 9,3% das crianças com menos de um ano de idade estão em risco de contrair doenças evitáveis por vacinação. (3,4)

É por isso que a UNICEF está a lançar a campanha "Crianças 100% Vacinadas", que tem como objetivo levar as vacinas às comunidades mais remotas do mundo para que possam ser dadas a todas as crianças, onde quer que estejam. (4,5)

De acordo com os peritos do Centro de Controlo de Doenças (CDC), os principais grupos de factores ou razões relacionados com a falta de vacinação estão agrupados em categorias como o sistema de vacinação, a comunicação e a informação, as caraterísticas familiares, as atitudes e os conhecimentos dos pais, de tal forma que todos estes factores contribuem para que a criança não tome todas as vacinas de acordo com a sua idade, o que leva a concluir pelo incumprimento do calendário nacional de vacinação. (6-8)

Nola Pender, enfermeira autora do Modelo de Promoção da Saúde (HPM), afirmou que o comportamento é motivado pelo desejo de alcançar o bem-estar e o potencial humano.Nola Pender, enfermeira autora do Modelo de Promoção da Saúde (HPM), afirmou que o comportamento é motivado pelo desejo de alcançar o bem-estar e o potencial humano; estava interessada em criar um modelo de enfermagem que desse respostas à forma como as pessoas tomam decisões sobre os seus próprios cuidados de saúde. (9)   Por conseguinte, decidiu-se utilizar as caraterísticas e experiências individuais, a nutrição, o exercício, a responsabilidade pela saúde, a gestão do stress, as relações interpessoais e a auto-realização, com ênfase nos efeitos específicos do comportamento sobre as influências pessoais e as influências situacionais. (10) O leque estabelecido por este teórico permite-nos relacioná-lo com o projeto, analisando as caraterísticas e experiências individuais, relacionando comportamentos específicos com influências pessoais e influências situacionais sobre os indivíduos.

1.2 Declaração do problema de investigação

O Ministério da Saúde de Hidalgo (SSH) exortou os pais a completarem o calendário completo de vacinação dos seus filhos, uma vez que o México aumentou a proteção da população, especialmente das crianças com menos de cinco anos de idade, com a aplicação de 4 a 8 vacinas que protegem contra 13 doenças. (15,16)

Entre as doenças contra as quais as crianças são protegidas pela imunização estão a tuberculose, o sarampo, a rubéola, a difteria, a tosse convulsa, o tétano, a poliomielite, a papeira, a hepatite, a gripe, o tétano, a infeção pneumocócica grave e o rotavírus. Os especialistas do SSH sublinharam a importância de aplicar as vacinas de acordo com a idade da criança, pois isso representa uma proteção para ela, uma vez que os reforços que são aplicados no âmbito do esquema para crianças com menos de 5 anos de idade destinam-se a aumentar a memória dos anticorpos fornecidos pelas doses anteriores, aumentando assim a defesa das crianças contra o risco de sofrerem destas doenças. (15,17)

Como parte deste esquema de proteção aplicado a crianças com menos de 2, 4, 6 e 18 meses de idade, existe a vacina Pentavalente e Hexavalente que protege as crianças contra a Difteria, o Tétano, a Tosse convulsa, a Gripe tipo B e a Hepatite B, e a crianças com 4 anos de idade como reforço da vacina DPT contra a Difteria, o Tétano e a Tosse convulsa.c ontra a difteria, o tétano e a tosse convulsa . (18)

Em Hidalgo, diferentes estratégias são implementadas pelo sector da saúde, onde em 100% das unidades, as vacinas são fornecidas de acordo com o grupo etário. Além disso, com pessoal regular da SSH, são criados postos semi-fixos com vacinadores para aproximar as acções a pontos estratégicos em locais de grande concentração nas zonas urbanas e localidades rurais, para além das acções realizadas durante as Semanas Nacionais de Saúde.

Atualmente, em Hidalgo, existe em stock 100% da vacina Pentavalente ou Hexavalente, que inclui as fracções da composição da vacina DPT. Por esta razão, o Ministério da Saúde instou os pais a levarem os seus filhos menores de 5 anos às unidades médicas, para que, de acordo com o Cartão Nacional de Saúde, possam completar o seu calendário de vacinação; Pensa-se que existem factores para que as mães não se desloquem aos diferentes locais de vacinação com os seus filhos, apesar de conhecerem os benefícios que a vacinação traz aos seus filhos menores de 5 anos, e muitas delas faltam ou até falham doses de vacinas, não têm o tempo necessário, não se sentem confiantes no que estão a administrar aos seus filhos, algumas não sabem a importância das vacinas, são mães solteiras ou não têm apoio, não têm dinheiro para cobrir as suas despesas, não têm um emprego estável, e não têm um emprego estável; Não têm um emprego estável, demonstrando assim o não cumprimento na vacinação dos seus filhos.(10,19)

O modelo de promoção da saúde de Nola Pender ilustra a natureza multifacetada das pessoas na sua interação com o ambiente que as rodeia, à medida que procuram alcançar o estado de saúde desejado; salienta a ligação entre as influências pessoais e as influências situacionais - experiências, conhecimentos, crenças - ligadas aos comportamentos de saúde ou aos comportamentos que procuram alcançar, pelo que se coloca a seguinte questão (9)

1.3 Objetivo geral

Determinar os factores que influenciam o não cumprimento do calendário de vacinação em crianças com menos de 5 anos de idade numa escola pré-escolar da comunidade de San Juan Tizahuapan, Epazoyucan, Hidalgo.

1.4 Objectivos específicos

1. Identificar os factores sociais (profissão, idade, nível de educação) envolvidos no não cumprimento do calendário completo de vacinação.

2. Reconhecer os factores culturais (crenças, mitos e verdades sobre a vacinação) que influenciam o não cumprimento do calendário de vacinação em crianças em idade escolar com menos de 5 anos de idade.

3. Determinar de que forma a auto-disciplina dos pais influencia o cumprimento do calendário nacional de vacinação em crianças em idade escolar com menos de 5 anos de idade.

1.5 Hipóteses

H1:
Existem factores que influenciam o não cumprimento do calendário de vacinação em crianças com menos de 5 anos de idade numa escola pré-escolar da comunidade de San Juan Tizahuapan, Epazoyucan, Hidalgo.

H0:
Não existem factores que influenciem o não cumprimento do calendário de vacinação em crianças com menos de 5 anos de idade numa escola pré-escolar da comunidade de San Juan Tizahuapan, Epazoyucan, Hidalgo.

1.6 Quadro teórico

1.6.1 Teoria de Nola Pender

Esta teoria explica as relações entre os factores que influenciam o comportamento em matéria de saúde. Este modelo baseia-se na educação sobre a forma como as pessoas devem cuidar de si próprias e tentar levar uma vida saudável.

Gráfico 1
Quadro geral de Nola Pender.

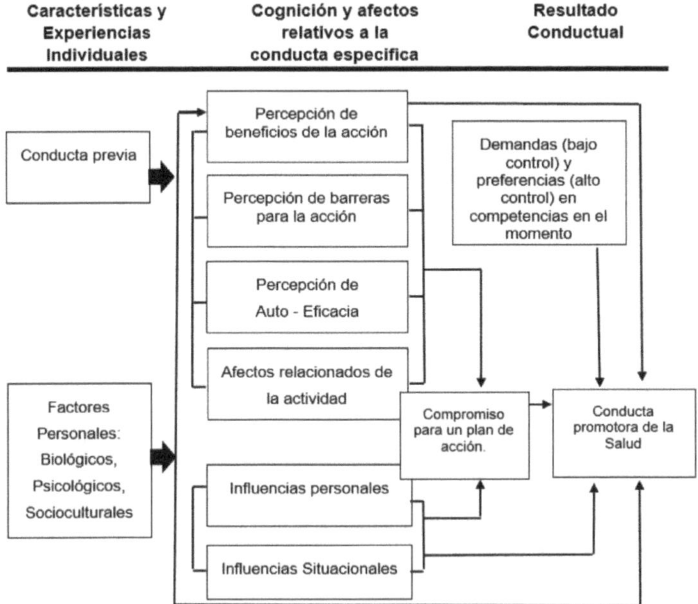

Fonte: O modelo de promoção da saúde de Pender de 1978. Em Cid PH, Merino, JE Stiepovich

Nola Pender afirmou que "temos de promover uma vida saudável, que é mais importante do que os cuidados, porque significa que menos pessoas ficam doentes, menos recursos são gastos, as pessoas ganham independência e ficam em melhor situação para o futuro" (9). (9)

Metaparadigmas

Saúde: Atribui grande importância a este conceito, é um estado altamente positivo.

Pessoa: A pessoa é o indivíduo e o foco do teórico. Cada pessoa é única e irrepetível e é definida por um padrão de conhecimento percetivo e factores variáveis.

Ambiente: Não é descrito com precisão, mas são descritas as interações entre os factores cognitivo-preceptivos e os factores modificadores que influenciam a ocorrência de comportamentos promotores de saúde.

Enfermagem: Bem-estar o enfermeiro tem responsabilidade pessoal nos cuidados de saúde, é a base de qualquer plano de reforma para esses cidadãos e o enfermeiro é o principal agente para motivar os utentes a manter a sua saúde pessoal. (9,62)

Conceptualização

Caraterísticas e experiências individuais, comportamento anterior relacionado, frequência do mesmo comportamento. Efeitos diretos e indirectos da adoção de comportamentos de promoção da saúde, factores pessoais, preditores de determinados comportamentos; comportamentos anteriores relacionados: a frequência do mesmo comportamento ou de um comportamento semelhante no passado, efeitos diretos ou indirectos da probabilidade de adotar comportamentos de promoção da saúde.

Factores pessoais: refere-se a todos os factores relacionados com a pessoa que influenciam o indivíduo a relacionar-se com o seu ambiente para desenvolver comportamentos de promoção da saúde, incluindo factores biológicos, psicológicos e socioculturais, bem como os benefícios percebidos das acções de promoção da saúde e as barreiras aos comportamentos de promoção da saúde.

Influências situacionais: são as percepções e os conhecimentos de uma dada situação ou contexto que podem facilitar ou impedir o comportamento.

Factores cognitivos e conceptuais: são os principais mecanismos de motivação para as actividades de promoção da saúde. (62)

Gráfico 2

Colocar o problema de investigação no modelo.

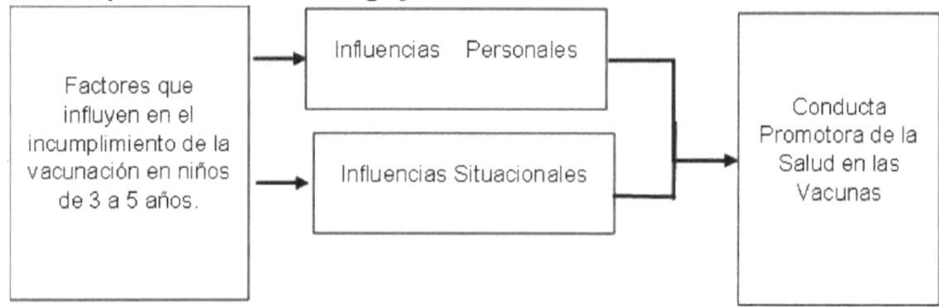

Fonte: Modelo de Nola Pender (2003).

O comportamento em matéria de cuidados de saúde é influenciado por acções pessoais, como a informação que recebemos sobre algo, e baseia-se em influências situacionais de experiências e conhecimentos anteriores.

1.6.2 Vacina s

A vacina é uma preparação destinada a gerar imunidade adquirida contra uma doença através da estimulação da produção de anticorpos, contendo um agente que se assemelha muito ao microrganismo causador da doença, que é feito a partir de formas atenuadas do micróbio, de micróbios mortos modificados em ambientes seguros, das suas toxinas ou de uma das suas proteínas de superfície. (1) O agente estimula o sistema imunitário do organismo a reconhecer o agente como uma ameaça, a destruí-lo e a manter um registo desse facto, para que o sistema imunitário possa reconhecer e destruir mais facilmente quaisquer microrganismos semelhantes que encontre mais tarde.

As vacinas são utilizadas profilaticamente, ou seja, para prevenir ou atenuar os efeitos de uma futura infeção por um agente patogénico natural, sendo a administração de uma vacina designada por vacinação. (36)

O calendário de imunização é a sequência cronológica de vacinas que são sistematicamente administradas a toda a população de um país ou área geográfica, a fim de obter uma imunização adequada da população contra doenças para as quais existe uma vacina eficaz.
Estes calendários são alterados em função da disponibilidade de novas vacinas e da evolução da situação epidemiológica das diferentes doenças evitáveis por vacinação. O programa de vacinação universal é uma política de saúde pública que visa proporcionar uma proteção específica à população contra as doenças que podem ser prevenidas por vacinação. (1)

Esta está em conformidade com a Constituição Política dos Estados Unidos Mexicanos, para além das seguintes leis, códigos, regulamentos, decretos e Normas Oficiais Mexicanas. Norma Oficial Mexicana NOM-004-SSA3-2012, Del Expediente Clínico. DOF 15-10-2012. Norma Oficial Mexicana NOM-047-SSA1-1993, Sobre solventes orgânicos em pessoas ocupacionalmente expostas. DOF 15-10-2012. Norma Oficial Mexicana NOM-036-SSA2-2012, Prevenção e controlo de doenças. Aplicação de vacinas, toxoides, faboterápicos (soros) e imunoglobulinas em humanos. DOF 28-09-2012. Norma Oficial Mexicana NOM-017-SSA2-2012, Para vigilância epidemiológica. DOF 19-02-2013.

Norma Oficial Mexicana NOM-087-SEMARNAT SSA1-2002. Especificações de classificação e manuseamento de resíduos perigosos biológicos-infecciosos. DOF 14-09-2005. Vacinação universal 20. Norma Oficial Mexicana NOM-031-SSA2-2009, Para la Atención de la Salud del Niño. DOF 26-09-2006. Norma Oficial Mexicana NOM-051-SSA1-1993. Estabelece as especificações sanitárias para seringas de plástico descartáveis estéreis. DOF 16-01-1995.(23)

As Oportunidades de Vacinação Perdidas (OPPV) são definidas como todas as circunstâncias em que uma criança com menos de cinco anos de idade ou uma mulher em idade fértil, apesar de ser elegível e necessitar de ser vacinada, não é vacinada quando vai a um estabelecimento ou serviço de saúde. (37,38)

BCG

O Bacillus Calmette e Guérin, mais conhecido pela sua sigla BCGé a vacina contra a tuberculose. Esta vacina é preparada a partir de uma estirpe atenuada de *Mycobacterium bovis* que perdeu a sua virulência em culturas artificiais, embora mantenha o seu poder antigénico. A vacina é apresentada numa ampola ou frasco-ampola âmbar contendo 1 mg de liofilizado (10 doses) juntamente com 1 ml de solução salina isotónica para injeção (diluente) na mesma forma física.

É aplicado em recém-nascidos, ou o mais cedo possível após o nascimento, numa dose única de 0,1 ml. Neste caso, é aplicada por via intradérmica no deltoide do braço direito (região superior do músculo deltoide) e sem prova tuberculínica prévia. Está indicada nos países endémicos, em todas as crianças no período neonatal; também pode ser aplicada mais tarde, desde que seja antes do primeiro ano de vida.

As contra-indicações no recém-nascido são: bebés prematuros com peso à nascença inferior a 2000 g, desnutrição avançada, afecções cutâneas no local da aplicação, doentes com leucemia ou linfoma, doentes com tratamento imunossupressor (corticosteróides, antimetabolitos, agentes alquilantes, radiação), doentes com quadro clínico de SIDA. A infeção assintomática pelo VIH assintomática não constitui uma contraindicação.

O efeito protetor da vacina pode ser afetado por muitos factores diferentes, tais como: métodos e locais de aplicação da vacina, ambiente e caraterísticas da população ou diferentes preparações de BCG. Por conseguinte, a gama de eficácia, de acordo com os estudos, situa-se entre 0% e 80%. Nas crianças, as taxas de eficácia protetora variam entre 52% e 100% para a meningite tuberculosa e a tuberculose miliar, e entre 2% e 80% para a tuberculose pulmonar. Após a injeção intradérmica, o bacilo multiplica-se no local da inoculação e, através dos linfáticos, atinge os gânglios linfáticos regionais e espalha-se hematogenicamente, criando pequenos focos em diferentes órgãos.(39-42)

Anti-hepatite B

A vacina contra a hepatite B é uma vacina desenvolvida para a prevenção da infeção por hepatite B. A vacina contém uma das proteínas do envelope do vírus da hepatite B, o antigénio de superfície da hepatite B. Após a administração de três doses injectáveis, espera-se que o sistema imunitário tenha criado anticorpos contra o HBsAg e se tenham estabelecido na circulação sanguínea.

O vírus da hepatite B pode sobreviver fora do corpo durante pelo menos sete dias, período durante o qual ainda pode causar infeção se entrar no corpo de uma pessoa não protegida pela vacina. O vírus da hepatite B é transmitido através do contacto direto com fluidos corporais infectados, geralmente através de uma picada de agulha ou contacto sexual, e não através de alimentos ou água contaminados, ou contacto casual no local de trabalho.

O período médio de incubação da hepatite B é de 75 dias, mas pode variar entre 30 e 180 dias. O vírus, que pode ser detectado 30 a 60 dias após a infeção, persiste durante um período de tempo variável. Após o ciclo primário de três doses, é efectuada uma análise ao sangue com um intervalo de 1-4 meses para determinar se a resposta imunitária adequada se instalou, definida por níveis de anticorpos anti-HBsAg superiores a 100 mIU/ml.

Espera-se uma resposta completa deste tipo em aproximadamente 85-90% das pessoas vacinadas. Uma concentração de anticorpos entre 10 e 100 mIU/ml é considerada uma resposta inadequada e recomenda-se que esses indivíduos recebam uma dose adicional sem necessidade de análises sanguíneas adicionais. As pessoas que não respondem à vacina, ou seja, cujos níveis de anticorpos no sangue são inferiores a 10 mUI/ml, devem ser testadas para excluir a infeção por hepatite B no presente ou no passado e devem repetir o esquema de imunização contra o vírus, bem como uma reavaliação dos seus níveis de anticorpos 1-4 meses após o segundo esquema de vacinação. (43-47)

Anti-Rotavírus
Os rotavírus são a causa mais comum de diarreia associada a vómitos e/ou febre nas crianças. A infeção por rotavírus afecta principalmente as crianças com menos de 5 anos de idade, sendo a criança com menos de 3 anos o indivíduo com maior risco de sofrer uma infeção sintomática, especialmente antes dos 24 meses de idade. Uma criança pode ter 5 episódios de infeção por rotavírus antes dos 5 anos de idade, mas o primeiro episódio está frequentemente associado a uma maior gravidade.

° Uma infeção primária pode apresentar-se com vómitos profusos, e/ou diarreia aquosa com ou sem muco, e/ou febre que pode atingir 40 C ou mais, sendo a desidratação o risco mais significativo. A infeção primária pode, no entanto, causar um espetro de doença que vai desde uma infeção assintomática ligeira, moderada ou grave (excreção viral sem sintomas) e até, como descrito mais recentemente, viremia, que parece ocorrer frequentemente nas infecções por rotavírus.

As reinfecções tendem a ser, na sua maioria, mais ligeiras ou assintomáticas, manifestando-se pela disseminação do vírus na ausência de sintomas. (43-47) O desenvolvimento de vacinas anti-rotavírus tem sido um caminho longo e tortuoso, marcado pela queda abrupta da Rotashield em 1999 devido à sua associação com a intussusceção. Após seis anos de investigação intensa, o mundo está a celebrar o licenciamento de duas novas vacinas que, embora diferentes na formulação e administração, demonstraram ser seguras e não associadas à intussusceção em grandes estudos de Fase III que incluíram mais de 60 000 crianças. Estas duas vacinas, Rotarix® da Glaxo SmithKline Biologicals e Rotateq® da Merck Sharp & Dohme, são altamente eficazes contra a diarreia grave causada por rotavírus dos serótipos mais prevalentes no mundo. A introdução destas vacinas, mais cedo do que tarde, especialmente nos países mais pobres do mundo, exigirá um esforço concertado dos governos, dos laboratórios de fabrico, das organizações internacionais e não governamentais e das fundações de beneficência. (48-51)

Anti-influenza
Trata-se de uma vacina viral trivalente preparada a partir de vírus da gripe propagados em embriões de pinto. Contém fracções antigénicas purificadas (subviriões) de vírus da gripe inactivados das estirpes com maior probabilidade de causar infecções por gripe no inverno seguinte à aplicação e que variam de ano para ano. Via de administração intramuscular, durante 36 meses, uma dose de 0,5 ml.

Os anticorpos aumentam no prazo de duas semanas após a administração nas crianças e no prazo de três semanas nos adultos. Quando as estirpes do vírus da vacina correspondem aos vírus em circulação, a vacina protege 45-90% das crianças saudáveis e 90% dos adultos saudáveis com menos de 65 anos de idade. Nos idosos, previne a doença em 30-70%, a hospitalização em 50-60% e evita a morte associada à gripe em 80% dos casos. O efeito protetor contra a gripe tem a duração de um ano. Indicações Imunização ativa contra os subtipos A e B do vírus da gripe, contidos na vacina, em pessoas com mais de seis meses de idade e em pessoas com elevado risco de doença.

Contraindicado em casos de hipersensibilidade às proteínas do ovo ou a qualquer componente da vacina, antecedentes de síndrome de Guillain-Barré, doença cardiovascular crónica, asma grave, doença associada à imunodeficiência. Não administrar durante uma doença ativa do sistema nervoso. A vacinação é recomendada no último trimestre do ano (outubro-dezembro). Todas as crianças com idades compreendidas entre os seis e os 35 meses; as crianças com idades compreendidas entre os três e os nove anos em condições de alto risco devem ser vacinadas; não é recomendada a vacinação de mulheres grávidas, exceto se os benefícios superarem os riscos.

Reacções adversas comuns: local no local da injeção, mal-estar, dor de cabeça, dores musculares raras, febre, convulsões febris; raras: anafilaxia, síndrome de Guillain-Barré, exacerbação da asma, advertências aos doentes A vacina não deve ser administrada se tiver havido uma reação alérgica anterior à vacina contra a gripe ou em caso de alergia aos ovos. A vacina não deve ser administrada em caso de gravidez. A vacina não deve ser administrada se o doente estiver a ser tratado com medicamentos que suprimem a imunidade, como os corticosteróides, a não ser que o médico considere que é um risco maior não ser vacinado. (52-55)

Vacina pneumocócica conjugada

A doença pneumocócica é causada por bactérias que se podem propagar de pessoa para pessoa através de contacto próximo. Pode causar infecções nos ouvidos e também infecções mais graves nos pulmões (pneumonia); no sangue (bacteriemia); no revestimento do cérebro e da medula espinal (meningite).

A meningite pneumocócica pode causar surdez e lesões cerebrais, e mata cerca de 1 em cada 10 crianças que a contraem. Qualquer pessoa pode contrair a doença pneumocócica, mas as crianças com menos de 2 anos de idade estão em maior risco. Desde que a vacina está disponível, a doença pneumocócica infantil grave foi reduzida em 88%. O tratamento das infecções pneumocócicas com penicilina e outros medicamentos não é tão eficaz como costumava ser porque algumas estirpes da doença se tornaram resistentes a estes medicamentos.

PCV13

A vacina pneumocócica conjugada (designada PCV13) proporciona proteção contra 13 tipos de bactérias pneumocócicas. É administrada por rotina a crianças com 2, 4 e 6 meses de idade e 12-15 meses. Também é recomendada para crianças e adultos dos 2 aos 64 anos de idade com determinadas condições de saúde e para todos os adultos com mais de 65 anos de idade. As pessoas que tenham tido uma reação alérgica com risco de vida a uma dose desta vacina, a uma vacina pneumocócica anterior denominada PCV7 (ou Prevnar) ou a qualquer vacina que contenha toxoide da difteria (por exemplo, DTaP, DTaP13) não devem receber a PCV13.) não devem receber a PCV13. Qualquer pessoa com uma reação alérgica grave a qualquer componente da PCV13 não deve receber esta vacina.

Reacções após a vacinação: Com qualquer medicamento, incluindo as vacinas, é provável que ocorram reacções, normalmente ligeiras e que desaparecem por si só, mas também são possíveis reacções graves, sendo que os problemas notificados com a PCV13 variam consoante a idade e a dose na série. Os problemas mais comuns notificados em crianças foram: sonolência após a injeção, perda temporária de apetite ou vermelhidão ou sensibilidade no local da injeção, inchaço no local da injeção, febre moderada (39°C), irritabilidade. (56)

Triplo viral

A vacina MMR ou vacina MMR (também conhecida como MMRe SRP) é uma mistura de três componentes virais atenuados, administrada por injeção para imunização contra o sarampo (vacina contra o sarampo), a papeira (vacina contra a papeira) e a rubéola (vacina contra a rubéola). Normalmente, é administrada a crianças com cerca de um ano de idade, com um reforço antes do início do ensino pré-escolar, aos quatro ou cinco anos de idade. É uma vacina utilizada por rotina em todo o mundo.

A vacina contra o sarampo, a papeira e a rubéola MMR é administrada por via subcutânea antes dos dois anos de idade, geralmente com um ano de idade, sendo necessária uma segunda dose de reforço para atingir níveis satisfatórios de imunidade e interromper a transmissão dos vírus, podendo o reforço ser administrado com um mês ou após um ou mais anos, de acordo com a regulamentação de cada país.(1)

A via de administração é subcutânea, o desinfetante utilizado na pele deve ser deixado evaporar, pois pode levar à inativação dos vírus atenuados da vacina; não pode ser administrada por via intradérmica, pois reduz a imunogenicidade; cuidado com a administração intravenosa, pois pode levar a uma reação anafiláctica.

Contra-indicações em mulheres grávidas não devem receber a vacina, assim como se deve evitar a gravidez nos três meses seguintes à vacinação, anafilaxia às proteínas do ovo, existem contra-indicações derivadas de cada um dos componentes, como a avaliação da relação risco/benefício na sua administração a imunodeficientes, a vacina interage com gamaglobulinas e derivados do plasma (mesmo administrados três meses antes, podem inativar a vacina), a terapêutica imunossupressora pode afetar a imunização. Pode ser combinada com qualquer uma das vacinas do calendário de imunização DTP, Hib, hepatite B, VPOe também com a vacina contra a varicela. (57)

Ocorrem reacções adversas locais e gerais das vacinas injectáveis, tais como febre de intensidade variável (entre 4 e 12 dias após a vacinação) devido à replicação do vírus do sarampo, podem ocorrer artralgias transitórias em jovens devido ao vírus da rubéola, edema da parótida causado pelo vírus da papeira, as vacinas de vírus atenuados causam alguma depressão temporária da imunidade geral, devendo ser sempre avaliada a relação risco/benefício. (1)

Os processos de conservação, como a hiperatenuação dos vírus, tornam-nos muito lábeis à luz e ao calor; e o frasco liofilizado deve ser armazenado entre +2°C e +8°C e recomenda-se não congelar. e +8°C e recomenda-se que não seja congelado. (26,58)

Pentavalente Acelular

A vacina pentavalente DPT-HB+Hib é uma vacina combinada contra a difteria, a tosse convulsa, o tétano, a hepatite B e o Haemophilus influenzae tipo B. É obtida através da mistura da vacina tetravalente (vacina combinada contra a difteria, o tétano, a tosse convulsa e a hepatite B) com a vacina contra o Haemophilus influenzae tipo b imediatamente antes da administração.

A vacina tetravalente é uma combinação de anatoxinas da difteria e do tétano, antigénio de superfície do vírus da hepatite B (recombinante) e antigénios da Bordetella pertussis, adsorvidos em hidróxido de alumínio e dissolvidos numa solução isotónica de cloreto e fosfato de sódio. (58)

A vacina contra Haemophilus influenzae tipo b é uma vacina conjugada composta por oligossacáridos sintéticos que representam fragmentos do polissacárido capsular natural. Os oligossacáridos são conjugados com a proteína transportadora anatoxina tetânica. Via intramuscular, a via de aplicação habitual é a intramuscular, consoante a idade da criança. Imunidade De acordo com os ensaios clínicos, foram obtidos títulos elevados de anticorpos protectores para os cinco componentes antigénicos que constituem a vacina. Um nível elevado de hiper-responsividade (> 100 UI/ml) para o antigénio da Hepatite B e seroprotecção a longo prazo (≥1 µg/ml) contra o antigénio Hib. Efeitos pós-vacinação Com base na avaliação de segurança e em estudos populacionais, o perfil de reactogenicidade é semelhante ao relatado para vacinas deste tipo.

Efeitos adversos predominantemente sistémicos: febre, febre baixa e reacções locais, ocorrendo principalmente após a primeira dose e nas 24 horas seguintes à administração de cada dose. Os efeitos adversos observados foram de curta duração e desapareceram sem tratamento. (6-8,59)

Tríplice Bacteriana: (DPT)
É uma mistura de três vacinas que imunizam contra a difteria, *Bordetella pertussis* (tosse convulsa/pertussis) e o tétano. As crianças devem receber cinco doses de DPT: aos 2 meses de idade, depois aos 4 meses, aos 11 meses (estas três DPT estão incluídas na vacina denominada pentavalente), aos 18 meses e aos 4-6 anos A DPT é uma vacina contra a difteria, a tosse convulsa e o tétano, pelo que é utilizada para a imunização ativa contra estas três doenças. A dose é de 0,5 ml com 30 Lf (unidades de floculação) de toxoide da difteria, 25 Lf de toxoide do tétano e as correspondentes 10 a 10 x 10^9 células de Bordetella pertussis no caso da vacina de células inteiras, adsorvidas em gel de sal de alumínio. É administrada por via intramuscular profunda. (55)

A via de administração é intramuscular. Deve ser aplicado no terço médio da face anterolateral externa da coxa direita em crianças com menos de 18 meses de idade. Nas crianças com mais de 18 meses de idade e dependendo da sua massa muscular, aplicar na região deltoide do braço direito. Dose: 0,5 ml de vacina reconstituída, as reacções à vacina DPT são causadas pelo componente pertussis. Podem ocorrer reacções moderadas à vacina DPT em 0,1 a 1% dos doentes vacinados, incluindo choro durante mais de três horas e febre até 40 °C. As reacções graves após a vacinação DPT são muito raras e incluem reacções alérgicas graves, convulsões, diminuição da consciência e mesmo a morte. Estes acontecimentos neurológicos graves ocorrem em cerca de 1 em 140 000 doses de DPT. (7,8)

Vacina contra a COVID-19
A vacina contra a COVID-19 Em junho, a FDA autorizou e o CDC recomendou as vacinas Moderna e Pfizer-BioNTech para o grupo etário dos 6 meses aos 5 anos, alargando a elegibilidade para a vacinação à maioria dos americanos.

Pfizer-BioNTech
- Faixa etária: 6 meses a 4 anos.
- Número de vacinações: três (com um intervalo de três semanas entre a primeira e a segunda vacinação e um intervalo de pelo menos oito semanas entre a segunda e a terceira vacinação).
- Dose: três microgramas em cada vacina (1/10 da dose para adultos).

Moderno
- Faixa etária: 6 meses a 5 anos.
- Número de vacinações: duas (com um intervalo de quatro semanas entre a primeira e a segunda vacinação).
- Dose: 25 microgramas em cada vacina (1/4 da dose para adultos). (60,61)

A vacina contra a COVID-19 da Novavax está disponível ao abrigo da autorização de utilização de emergência (EUA)A vacina está licenciada para utilização de emergência para prevenir a COVID-19 em pessoas com 12 anos de idade ou mais. A vacina está licenciada para utilização de emergência para fornecer: Um esquema de vacinação básico de duas doses para pessoas com 12 anos de idade ou mais.

Uma primeira dose de reforço para os seguintes indivíduos, pelo menos 6 meses após a conclusão do calendário de vacinação primária com uma vacina contra a COVID-19 licenciada ou aprovada: Indivíduos com 18 anos de idade ou mais para os quais uma vacina de reforço contra a COVID-19 de ARNm bivalente licenciada pela FDA não é acessível ou clinicamente adequada. A vacina de reforço bivalente de ARNm licenciada pela FDA não é acessível ou clinicamente apropriada. Também optam por receber a vacina Novavax COVID-19 com adjuvante porque, de outra forma, não receberiam uma dose de reforço de uma vacina contra a COVID-19.

Com adjuvante contendo proteína de espícula SARS-CoV-2 e adjuvante Matrix-M. Os adjuvantes são incorporados em algumas vacinas para melhorar a resposta imunitária do indivíduo vacinado. A proteína da espícula nesta vacina é produzida em células de inseto; o adjuvante Matrix-M contém extractos de saponina da casca da árvore Soapbark, que é nativa do Chile.(61)

A vacina CanSino pode ser oferecida a pessoas que tenham passado a COVID-19, mas essas pessoas podem querer adiar a vacinação até 3 meses após a infeção. O calendário recomendado pelo SAGE para a vacina Ad5-nCoV é uma dose única (0,5 ml) administrada por via intramuscular no músculo deltoide.

A Food and Drug Administration (FDA) dos EUA aprovou a vacina contra a COVID-19 da Pfizer-BioNTech, agora denominada Comirnaty, para prevenir a COVID-19 em pessoas com 12 anos ou mais. A vacina está licenciada para utilização de emergência em crianças com idades compreendidas entre os 6 meses e os 11 anos. A FDA também aprovou a vacina da Moderna, agora denominada Spikevax, para prevenir a COVID-19 em pessoas com 18 anos ou mais. (60)

A FDA autorizou a utilização de emergência das vacinas contra a COVID-19 da Moderna para crianças com idades compreendidas entre os 6 meses e os 17 anos. A FDA autorizou a utilização de emergência da vacina contra a COVID-19 da Janssen da Johnson & Johnson para determinadas pessoas com 18 anos de idade ou mais. A FDA também autorizou a utilização de emergência da vacina com adjuvante contra a COVID-19 da Novavax para pessoas com 12 anos de idade ou mais. (60,61)

1.6.3 Calendário de vacinação no México

Nos parágrafos que se seguem, iremos abordar as diferentes vacinas administradas a crianças com menos de 5 anos de idade nos Estados Unidos Mexicanos.

Tabela 1

Diferentes tipos de vacinas.

Biológico	Indicação	Dosagem e via de administração	Contra-indicações
BCG	Tuberculose (miliar e meníngea)	Dose única de 0,1 ml Via intradérmica Região deltoide do braço direito	Doenças febris Doentes com imunodeficiência congénita ou adquirida Não utilizar durante a gravidez.
Hepatite B	Hepatite aguda e crónica, insuficiência hepática, cirrose e carcinoma hepatocelular; especialmente em recém-nascidos de mães AgsHb positivas.	Bebés: 5 ou 10 mg em 0,5 ml Adolescentes: 20 mg em 1 ml. A via de administração é intramuscular, Para crianças com menos de 18 meses, aplicar na zona anterolateral externa da coxa esquerda, Idade superior a 18 meses, na região deltoide do braço direito.	Pessoas com historial de hipersensibilidade a um ou mais componentes da vacina. Doença moderada ou grave com ou sem febre.
Vacina pentavalente acelular DPaT+VIP+Hib	Imunização ativa contra a difteria, a tosse convulsa, o tétano, a poliomielite e as infecções invasivas por Haemophilus influenza tipo b.	Dosagem: 0,5 ml reconstituído Via intramuscular Aplicar no terço médio da face anterolateral externa da coxa direita nas crianças com menos de 18 meses de idade. A partir dos 18 meses e em função da sua massa muscular, aplicar na região deltoide do braço direito.	Reação anafiláctica após a administração da vacina, alergia à neomicina, estreptomicina ou polimixina B, febre 38,5°C.
DPT: Vacina de células inteiras contra a tosse convulsa com toxoides da difteria e do tétano.	Imunização ativa de reforço contra a difteria, a tosse convulsa e o tétano.	Dose: 0,5 ml **Via** intramuscular Aplicar na região deltoide do braço esquerdo.	Não utilizar em crianças com mais de 6 anos e 11 meses de idade. Reação anafiláctica imediata. Encefalopatia (causa não identificada). Doença neurológica progressiva, convulsões.
Vacina Anti-rotavírus	Prevenção da gastroenterite por rotavírus	Dose: 1,5 ou 2 ml Via oral	Hipersensibilidade à administração anterior Pessoas com malformações congénitas não corrigidas do trato gastrointestinal.
Vacina Pneumocócica conjugada.	Imunização ativa contra infecções pneumocócicas invasivas causadas por Streptococcus pneumoniae dos serotipos incluídos na vacina.	A dosagem é de 0,5 ml Via intramuscular Com menos de 18 meses de idade, no terço médio da face externa anterolateral da coxa direita	Hipersensibilidade às substâncias activas ou a qualquer um dos excipientes da fórmula, estados febris agudos (acima de 38,5 °C).

Biológico	Indicação	Dosagem e via de administração	Contra-indicações
		A partir dos 18 meses de idade, aplicar na região deltoide do braço.	
Vacina Anti-influenza vírus inteiros, divididos e subunidades (para uso sazonal).	Imunização ativa contra a infeção pelos vírus da gripe dos tipos A e B	As crianças com 6-35 meses de idade receberão duas doses de 0,25 ml. Para a vacinação anual subsequente, receberão uma dose de 0,25 ml por via intramuscular, para a população dos 6 aos 18 meses de idade.	Hipersensibilidade a qualquer um dos componentes, bebés com menos de 6 meses, antecedentes de síndrome de Guillain Barré, doença febril aguda com febre superior a 38,5 °C, doença aguda moderada ou grave com ou sem febre.
Vacina MMR, Sarampo, Anti-rubéola e anti-caxumba (SRP).	Imunização ativa contra o sarampo, a rubéola e a papeira.	A dosagem é de 0,5 ml Via subcutânea Aplicar na zona superior externa do tríceps do braço esquerdo.	Pessoas com imunodeficiências febril aguda antecedentes de reação anafilática às proteínas do ovo ou a outros componentes da fórmula. As pessoas que foram objeto de transfusão ou que receberam imunoglobulina devem esperar três a onze meses para serem vacinadas.
Vacina oral trivalente contra a poliomielite (VOP) do tipo Sabin.	Imunização ativa contra a poliomielite.	Dosagem 0,1 ml, equivalente a duas gotas. Via oral	Pessoas com imunodeficiências. Doenças febris agudas Reacções alérgicas a doses anteriores.
Vacina contra o sarampo e a rubéola (MMR).	Imunização ativa contra o sarampo e a rubéola.	Dosagem 0,5 ml Via subcutânea, Aplicar na zona superior externa do tríceps do braço esquerdo.	Pessoas com imunodeficiências, exceto infeção por VIH em estado assintomático; estados febris agudos, pessoas que sofram de leucemia (exceto se estiverem em remissão e não tiverem recebido quimioterapia nos últimos três meses), reação anafilática às proteínas do ovo Os receptores de transfusões ou de imunoglobulinas devem esperar 3 a 11 meses para serem vacinados.
Vacina contra difteria e tétano toxoide acelular da tosse convulsa (DPaT)	Imunização ativa contra a difteria, a tosse convulsa e o tétano.	Dosagem 0,5 ml Via intramuscular. Com menos de 18 meses de idade, no terço médio da parte externa anterolateral da coxa; com mais de 18 meses de idade e, consoante a	Nesses casos, a vacina DT deve ser administrada nas restantes doses do esquema de vacinação para garantir a proteção contra a difteria e o tétano.

Biológico	Indicação	Dosagem e via de administração	Contra-indicações
		massa muscular, aplicar na região deltoide.	

Fonte: Ministério da Saúde 2021

A Tabela 2 abaixo especifica as vacinas correspondentes à idade, o Calendário Nacional de Vacinação 2022 para crianças com menos de 10 anos de idade.

Tabela 2
Calendário nacional de imunização

Idade	Vacinas			
Nascimento	BCG	Hepatite B		
2 meses	Pentavalente Acelular	Hepatite B	Rotavírus	Pneumocócica conjugada
4 meses	Pentavalente Acelular		Rotavírus	Pneumocócica conjugada
6 meses	Pentavalente Acelular	Hepatite B	Rotavírus	Gripe
7 meses	Segunda dose da gripe			
12 meses	SRP			Pneumocócica conjugada
18 meses	Pentavalente Acelular			
24 meses	Reforço anual contra a gripe			
36 meses	Reforço anual contra a gripe			
48 meses	DPT (reforço)			Reforço anual contra a gripe
59 meses	Reforço anual contra a gripe			
	VOP (poliomielite oral) 6-59 meses na 1ª e 2ª Semana Nacional da Saúde			
72 meses	SRP (reforço)			
6 a 11 anos	COVID-19 (2 doses) 3-8 semanas após a 1ª dose Dose de reforço bivalente pelo menos 2 meses após a última dose			
11 anos ou 5º ano do ensino primário	HPV (Vírus do papiloma humano)			

Fonte: Ministério da Saúde 202 1

1.5.4 Factores envolvidos na comparência ou não comparência das mães às vacinações

Factores sócio-demográficos e culturais.

Factores sociais. Conjunto de normas, leis, princípios que determinam ou influenciam a conduta ou o comportamento dos indivíduos numa sociedade. Diz-se das qualidades que servem para distinguir alguém ou alguma coisa dos seus pares. Inclui o seguinte: Ocupação e estado civil. (20)

Profissão. Emprego ou atividade, remunerada ou não, exercida por uma pessoa. Classificado como: Dona de casa. Pessoa que, sem exercer qualquer atividade económica, se dedica a cuidar da sua própria casa. Estas pessoas dedicam-se única e exclusivamente às tarefas domésticas ou afazeres do lar, não estão à procura de emprego, não são reformadas ou pensionistas, não auferem rendimentos, nem frequentam a escola do ensino básico; segundo um trabalhador privado.

Os trabalhadores do sector privado são aqueles que estão localizados em locais que não são organismos públicos. Estes podem incluir tanto os proprietários de empresas individuais como outras formas de organização empresarial, como as sociedades anónimas ou as sociedades em comandita. Trabalhador público. Qualquer pessoa singular que presta serviços pessoais no processo social de trabalho numa instituição governamental. Estudante. Uma pessoa que se dedica única e exclusivamente ao estudo. (21)

Estado civil. É a qualidade de um indivíduo, na medida em que o habilita ou inabilita a exercer certos direitos ou a contrair certas obrigações civis; de tal modo que, segundo este conceito, o estado civil é o que imprime o carácter ao indivíduo, emanado do facto que o constitui, conferindo-lhe um conjunto de direitos e obrigações próprios da sua pessoa, como qualidade desta, enquanto a capacidade é a aptidão ou faculdade de exercer por si os seus direitos. (18,22,23)

Existem diferentes tipos de estado civil que variam consoante o tipo de relações que uma pessoa mantém com outras. Entre os mais comuns encontram-se. Solteiro: quem não está legalmente comprometido com outras pessoas. Casado: Uma pessoa que contraiu um casamento civil ou eclesiástico.
 Union libre: termo utilizado para as pessoas que vivem juntas há mais de 2 anos. Divorciado: uma pessoa que rompeu a relação jurídica com o seu parceiro. Viúvo(a): pessoa que não tem parceiro(a) em resultado da morte do cônjuge. (21)

Factores demográficos.
Idade. O tempo decorrido entre o nascimento de um indivíduo e o momento atual, medido em dias, meses ou anos, e determinado por diferentes fases. Entre estas incluem-se: adolescente (entre 11 e 19 anos), jovem (entre 20 e 30 anos), adulto (entre 31 e 50 anos) e idoso (mais de 51 anos). (24)

Número de filhos. Refere-se ao número total de nados-vivos que a mãe teve até ao momento em que registou o seu último filho. Nível de escolaridade. Segundo J. Brunner, o nível de escolaridade é o nível de escolaridade sistemática e constitui o último ano de escolaridade concluído e aprovado pela pessoa. Classifica-se da seguinte forma: Sem instrução: quando a pessoa sabe ler e escrever, mas não completou qualquer tipo de estudos. Primário: a pessoa tem o ensino primário completo ou incompleto. Secundário: a pessoa tem o ensino secundário completo ou incompleto. Superior ou profissional: a pessoa tem o ensino universitário e/ou técnico superior completo ou incompleto. (24)

Conhecimento: o dicionário da Real Academia Espanhola define o conhecimento como a ação de conhecer; conhecer é adquirir a noção das coisas, através da compreensão. É uma relação que se estabelece entre o sujeito que conhece e o objeto conhecido. O conhecimento tem um carácter individual e social; pode ser:

pessoal, grupal e organizacional, uma vez que cada pessoa interpreta a informação que percebe com base na sua experiência passada, influenciada pelos grupos a que pertenceu e pertence. São também influenciadas pelos padrões de aceitação que formam a cultura da sua organização e pelos valores sociais em que passaram as suas vidas. (10)

A informação que recebem sobre as vacinas: muitas famílias não dispõem de informação fiável sobre as vacinas e os serviços de vacinação; muitas vezes não sabem que, se faltarem a uma consulta de vacinação programada, podem ser vacinadas na mesma; devem apenas ir o mais rapidamente possível para serem vacinadas. (20)

As ideias erradas mais comuns são as seguintes: as crianças estão protegidas contra doenças evitáveis por vacinação por um ser religioso ou sobrenatural que as protege, as crianças estão totalmente protegidas porque já receberam algumas imunizações, as crianças doentes não podem ser vacinadas, as imunizações causam frequentemente esterilização, doença ou efeitos adversos perigosos, os pais não sabem que a criança pode ser vacinada em qualquer unidade de saúde do país para acompanhamento. (4,25)

Os pais pensam que têm de pagar as consultas para vacinar os filhos; os serviços de saúde deslocar-se-iam a casa ou à comunidade se a vacinação fosse realmente importante, como acontece durante as campanhas. Os profissionais de saúde locais têm um papel particularmente importante a desempenhar na sensibilização das pessoas e na prestação de informações às populações-alvo; as informações devem ser dadas em termos gerais: vacinas e doenças que previnem, calendário de vacinação, importância, receção atempada, tudo numa linguagem adequada; trata-se de uma medida eficaz. (3)

Factores pediátricos
Um aspeto muito importante relacionado com a segurança das vacinas são as precauções e contra-indicações de cada vacina, de modo a evitar situações que possam colocar o doente em risco.

Contra-indicações: Uma condição do indivíduo que aumenta significativamente o risco de sofrer um efeito adverso grave se uma determinada vacina for administrada. A maioria das contra-indicações é temporária e, uma vez ultrapassada esta situação, o doente pode ser vacinado.(24)

Contra-indicações temporárias: As contra-indicações temporárias permitem a administração de uma vacina depois de resolvidas. Por exemplo, uma doença; qualquer doença moderada ou grave (crise asmática, cardiopatia descompensada, diarreia aguda), com ou sem febre, constitui uma contraindicação temporária para a administração de vacinas, exceto em situações de risco epidémico muito elevado. Quando a situação tiver cessado, as vacinas podem ser administradas. (19)

A idade de administração pode ser considerada uma contraindicação. Não se recomenda a administração da vacina MMR antes dos 12 meses de idade porque pode interferir com os anticorpos maternos e pode não produzir uma resposta imunitária completa, embora em situações epidémicas possa ser administrada a partir dos 6 meses de idade, embora devam ser administradas duas doses após os 12 meses de idade. Da mesma forma, a vacina contra a hepatite A é administrada a partir dos 12 meses de idade, a vacina contra a gripe a partir dos 6 meses de idade e os componentes padrão da carga antigénica da difteria e da tosse convulsa (D e P) só podem ser administrados até aos 7 anos de idade.(24)

Precauções: são situações em que a administração de uma vacina implica um risco acrescido de um efeito adverso ou em que a resposta imunitária à vacina pode ser insuficiente para proporcionar uma proteção adequada.

Algumas situações consideradas de precaução são: Hipotonia-hipo-responsividade (condição semelhante a um choque) ou febre acima de 40,5 °C ou padrão de choro persistente de 3 ou mais horas dentro de 48 horas, ou convulsões dentro de 72 horas após a administração de uma dose de qualquer vacina componente da coqueluche. Perturbação neurológica progressiva, incluindo espasmos infantis, epilepsia não controlada e encefalopatia progressiva. Nestes casos, recomenda-se o adiamento da vacinação até à estabilização do processo. (3,15,16,26,27)

Doentes com doenças crónicas e/ou imunossupressão: a resposta à vacinação pode ser subóptima em alguns destes doentes, pelo que as vacinas devem ser administradas tendo em conta este facto. Já foi referido anteriormente que, em caso de imunossupressão, as vacinas atenuadas estão contra-indicadas na maioria das situações.

Administração de produtos biológicos (imunoglobulinas ou sangue) antes da vacina MMR ou da vacina contra a varicela. Uma exceção à anafilaxia como contraindicação são as crianças com alergia anafilática ao ovo, que podem receber a vacina MMR no centro de saúde, uma vez que esta praticamente não contém proteínas do ovo, embora tenham de aguardar 15-30 minutos na sala de espera, como acontece com todas as vacinas. (27-30)

1.5.5 O prestador de cuidados

Os prestadores de cuidados cuidam de crianças e bebés cujos pais ou tutores vão trabalhar. Para além de prestarem cuidados básicos com responsabilidades práticas como lavar, vestir e alimentar, promovem o desenvolvimento social e educativo das crianças e proporcionam um ambiente seguro e estimulante para aprender e brincar.(20)

As amas proporcionam um ambiente seguro e estimulante no qual as crianças podem brincar, aprender e desenvolver novas competências. Incentivam as crianças a participar em actividades como desenhar ou pintar, ler histórias e jogar jogos. As amas estão normalmente autorizadas a cuidar de um máximo de seis crianças com menos de oito anos de idade. Apenas três delas podem ter menos de cinco anos de idade. É importante que as amas estabeleçam uma boa relação com os pais. (24)

Entre estes factores, é importante que os prestadores de cuidados associem medidas de cuidados preventivos nos seus filhos, principalmente na prevenção da utilização de vacinas, sendo provável que ambas as partes discutam várias questões, tais como garantir que a criança está feliz e recebe estímulos, concordar com o tipo de comportamento aceitável, planear a dieta da criança (por exemplo, se a criança tem alergias), etc. Nestes casos, os prestadores de cuidados planeiam a utilização de livros, brinquedos e actividades para satisfazer as necessidades físicas e emocionais da criança.

As caraterísticas dos prestadores de cuidados incluem tomar iniciativa e tomar decisões, manter a calma sob pressão e em situações de emergência, mostrar compreensão e encorajamento, lidar com o ruído e as constantes solicitações de atenção, construir relações amigáveis e abertas com as crianças e os pais, mostrar aos pais que se é digno de confiança e responsável. Conhecimentos de primeiros socorros, higiene e nutrição são úteis, e a atenção à segurança é muito importante. (12,31)

A criança de 3 a 5 anos, desenvolvimento e crescimento
É um período de grande enriquecimento na inter-relação. A criança é matriculada na escola no nível básico infantil, comummente designado por "pré-escolar", o que implica uma expansão e aprendizagem do respeito pelas regras sociais e de convivência; nos aspectos motores, a carreira torna-se estável e a maturidade da motricidade implica a capacidade de realizar jogos que exigem estabilidade e equilíbrio (bicicleta, bola), bem como jogos de intercâmbio social com outras crianças do seu meio. (20)

O vocabulário aumentará para cerca de duas mil palavras; aumento da fluência, aumento do vocabulário e capacidade de produzir frases com um número crescente de palavras. A alimentação varia em quantidade, com dias de aparente falta de apetite e outros de ingestão normal. Por isso, é mais útil, para evitar situações de preocupação e inquietação parental, que os pais considerem a ingestão média semanal mais estável, em vez de medirem a ingestão específica de cada dia. (24)

O pensamento moral surge com a perceção do certo e do errado, bem como a perceção empática das dificuldades dos outros. A criança começa a tomar consciência e a adotar atitudes de simpatia perante a realidade de que não existem apenas os seus próprios desejos e dificuldades, mas também os das pessoas que a rodeiam.(32)

A inter-relação no seio da família adquire grande importância: as regras a respeitar, que devem ser claras; o sentido de castigo, definido como o desagrado que a não aceitação das regras familiares ou a tentativa de impor os caprichos dos filhos podem produzir nos pais; e, sobretudo, os pais como modelo constituem o pilar mais importante do desenvolvimento emocional neste período. (12-14,33-35)

1.7 Quadro de referência

Foi realizada uma pesquisa exaustiva de investigações que captassem resultados sobre as variáveis incluídas neste projeto relacionadas com a vacinação de crianças dos três aos seis anos de idade:

Palacios Ríos & et al 2018, no seu artigo sobre o cumprimento do calendário nacional de vacinação em pacientes pediátricos que frequentam um ambulatório num hospital terciário, no seu estudo transversal e descritivo em pacientes com menos de 12 anos de idade, concluíram que as principais razões para o não cumprimento dos horários foram: hospitalização, indicação médica para não vacinação e falta de oferta no centro de vacinação. Nas raparigas adolescentes, a vacina contra o papilomavírus humano (HPV) tem uma taxa de adesão de 66% no primeiro ano de vida.A vacina contra o HPV tem uma taxa de adesão de 66% para as duas primeiras doses e de apenas 33% para a terceira dose. (32)

Caldeóon Alarcón, Ccaccya Serna, Ccente Pérez 2021 no seu trabalho de investigação sobre a relação entre os factores socioculturais e o cumprimento do Esquema Nacional de Vacinação em crianças menores de 5 anos que frequentam o Centro de Saúde, Los Olivos, Lima 2021, um estudo de investigação transversal não experimental, método descritivo e desenho correlacional, conclui que a variável factores socioculturais está direta e positivamente relacionada com a variável cumprimento do esquema nacional de vacinação, de acordo com a correlação de Spearman de 0.673 (24)

Vallejo Carrasco 2018, em sua tese de graduação sobre fatores associados ao não cumprimento do calendário de vacinação em crianças de 0 a 5 anos que pertencem a um subcentro de saúde na cidade de Guayaquil, a pesquisa realizada é descritiva com abordagem prospetiva, método quantitativo e desenho transversal. A população incluiu 50 crianças e seus cuidadores. O fator que causou o maior incumprimento do calendário de vacinação foi o tempo (40%) e a complicação que ocorreu foi a gastroenterite (12%). (20)

Yimam Ali, Fantahun Ayenew, Lake Ayenew, Haileab Fekadu 2020 mencionam a má utilização dos serviços de saúde materna associados à vacinação incompleta entre crianças com idades compreendidas entre os 12 e os 23 meses na Etiópia, Human Vaccines & Immunotherapeutics, Foi realizado um estudo transversal de base comunitária no distrito de Kutaber de agosto a setembro de 2017. Foi selecionado um total de 480 participantes utilizando a técnica de amostragem estratificada em várias fases, tendo-se concluído que o nível de escolaridade da mãe/cuidador, a dependência da mãe em relação à vacinação, o acompanhamento pré-natal, o local de parto e o facto de viver perto de unidades de saúde estavam significativamente associados à vacinação incompleta. (63)

Isidro Ríos, Gutiérrez Aguado 2021, os factores pré-natais associados ao incumprimento do calendário básico de vacinação em crianças com menos de 5 anos de idade. No seu estudo observacional, retrospetivo, analítico e transversal, concluíram que os factores de risco pré-natal associados ao incumprimento do calendário básico de vacinação em menores de 5 anos foram a idade materna, o número de consultas pré-natais inadequadas e o facto de a grávida não ter recebido a vacina contra o tétano. (64)

De Loera Díaz & et al 2021 associaram as razões para o incumprimento do calendário básico de vacinação numa comunidade rural de Aguascalientes, um estudo qualitativo, transversal, com recurso a uma entrevista estruturada, e concluíram que as razões expressas pelas mães eram diversas e muitas delas referidas em estudos anteriores. O não cumprimento do calendário básico de vacinação é um fenómeno multifatorial em que a educação para a saúde é uma questão indispensável para a sua resolução; sendo uma comunidade rural, a sua população torna-se mais vulnerável, pelo que é necessário intervir nas razões identificadas. (21)

Capítulo 2: Metodologia

O capítulo seguinte descreve a conceção, a população, o instrumento e os procedimentos e a forma como os direitos humanos dos participantes na investigação serão protegidos.

2.1 Conceção do estudo

Este trabalho de investigação é de carácter quantitativo-descritivo e transversal, porque se baseia no método dedutivo em que se coloca um problema a partir de um quadro teórico.

2.2 População

Para o desenvolvimento do projeto, trabalhámos com todas as mães do jardim de infância que o frequentaram durante o mês de abril de 2023. A população foi constituída pelos alunos do jardim de infância, a amostra foi um total de 26 mães que têm filhos com idades compreendidas entre os 3 e os 5 anos que frequentam o jardim de infância "José Vasconcelos", amostragem não probabilística por disposição da amostra.

2.3 Critérios de seleção

Critérios de inclusão

- Mães/pais/cuidadores de crianças com idades compreendidas entre os 3 e os 5 anos.
- Devem ter um registo de vacinação.
- Ter os seus filhos a frequentar o jardim de infância José Vasconcelos.
- Concordar em participar no inquérito.
- Os pais.
- Capacidade verbal para responder ao questionário.

Critérios de exclusão

- Mães/pais/cuidadores que não possuem cartão de vacinação.
- Mães/pais/cuidadores fisicamente incapazes de falar ou em estado de inconsciência.

2.4 Limites de espaço e tempo

Espaço:
A investigação foi realizada numa escola de ensino básico na comunidade de San Juan Tizahuapan, Epazoyucan, Hidalgo.

Tempo:
O estudo foi realizado em crianças com menos de 5 anos de idade, durante o mês de abril de 2023.

2.5 Instrumento de avaliação

Através da coleta sistemática de informações do questionário: Fatores socioculturais e sua relação com o cumprimento do calendário nacional de vacinação em crianças menores de 5 anos de idade com a sigla CEIFSRCENVNMA (2023) by the author Algedones Sotelo M. E. (2018), which has a reliability of 95%, validated by Crombach's Alpha 0.87 for the variables sociocultural factors and compliance with the national vaccination schedule; it consists of 38 items which were divided into: social factors with 14 items, cultural factors with 9 items, compliance with the vaccination booklet with 7 items and self-discipline of the mother with 8 items, with the options A. - always, B. - sometimes, C. - sometimes, D. - always, E. - sometimes, E. - sometimes, E. - sometimes, E. - sometimes, E. - sometimes, E. - sometimes, E. - sometimes, E. - sometimes, E. - sometimes, E. - sometimes, E. - sometimes, E. - sometimes, E. - sometimes, E. - sometimes, E. - sometimes, E. - sometimes.sempre, B.- às vezes, C.- muito raramente, D.- nunca.

2.6 Procedimento de recolha de dados

1. O jardim de infância foi selecionado como foco do projeto de investigação, o protocolo de investigação foi apresentado aos diretores do jardim de infância e o diretor foi informado dos benefícios de desenvolver o projeto através de uma carta (anexos D e E) especificando porquê, para quê e com que objectivos a investigação seria realizada.

2. No dia combinado, as mães foram informadas pela diretora que deveriam trazer os seus cartões de vacinas para que a informação fosse recolhida. De manhã, as mães ou os encarregados de educação das crianças foram convocados para a sala polivalente do infantário, onde lhes foi explicado o preenchimento da ficha de dados (Anexo C).

3. Foi lido o termo de consentimento informado e consensual, no qual foi garantida a confidencialidade das informações (Anexo B). Foi explicado detalhadamente que a sua participação era voluntária e que os dados obtidos seriam utilizados para fins pedagógicos, tendo sido dissipadas individualmente quaisquer dúvidas ou sugestões que as mães apresentassem nesse momento.

4. O instrumento (Anexo C) foi aplicado a mães/pais/cuidadores de crianças com idades compreendidas entre os 3 e os 5 anos, com registos de vacinação, que cumpriam os critérios de seleção.

5. A informação foi tabulada através da operacionalização das variáveis (anexo A) e da elaboração de quadros estatísticos e, por fim, os resultados obtidos foram analisados com recurso ao SPSS, obtendo-se frequências, percentagens e gráficos.

2.7 Considerações éticas

Para a realização desta investigação, foram tidos em conta os aspectos éticos, com base no **Regulamento da Lei Geral da Saúde (**1987) relativo aos aspectos éticos da investigação em seres humanos, contido no segundo título, capítulo I e capítulo III.

Do Capítulo I, de acordo com o artigo 13º, foi respeitada a dignidade e a proteção dos direitos e do bem-estar dos participantes; de acordo com o artigo 14º, a investigação foi realizada de acordo com os princípios científicos e éticos que a justificam. De acordo com o artigo 17º, esta foi considerada uma investigação de risco mínimo, uma vez que não houve intervenção ou modificação intencional das variáveis fisiológicas, psicológicas e sociais dos participantes no estudo, tendo sido utilizado 1 instrumento. Foi obtido o consentimento informado dos pais e dos participantes do estudo, conforme o artigo 21º, e por escrito, conforme o artigo 22º.

Artigo 100º - A investigação sobre seres humanos será efectuada de acordo com as bases seguintes.

- Deve ser adaptada aos princípios científicos e éticos que justificam a investigação médica, nomeadamente no que diz respeito à sua contribuição potencial para a solução de problemas de saúde e para o desenvolvimento de novos domínios da ciência médica.

- O consentimento informado escrito deve ser obtido do sujeito sobre o qual a investigação vai ser efectuada ou do seu representante legal em caso de incapacidade legal.

- De acordo com a Declaração de Helsínquia, adoptada pela 18ª Assembleia Médica Mundial, que afirma que o principal objetivo da investigação em saúde é gerar novos conhecimentos com base em princípios éticos para a investigação que envolve seres humanos.

Para além da realização desta investigação, foram tidos em conta os aspectos éticos apoiados pela **Declaração de Helsínquia**, como se pode verificar nas informações seguintes:

A investigação médica está sujeita a normas éticas que servem para promover o respeito por todos os seres humanos e para proteger a sua saúde e os seus direitos individuais. Algumas populações abrangidas pela investigação são vulneráveis e necessitam de proteção especial. As necessidades específicas das pessoas económica e medicamente desfavorecidas devem ser reconhecidas.

Deve também ser dada especial atenção às pessoas que não podem dar ou recusar o consentimento por si próprias, às que podem dar o consentimento sob coação, às que não beneficiarão pessoalmente da investigação e às que têm a investigação combinada com cuidados médicos.

Princípio Ético Número 8: Embora o principal objetivo da investigação médica seja gerar novos conhecimentos, este objetivo nunca deve ter precedência sobre os direitos e interesses do sujeito da investigação.

Princípio Ético Número 9: Na investigação médica, é dever dos médicos proteger a vida, a saúde, a dignidade, a integridade, o direito à autodeterminação, a privacidade e a confidencialidade das informações pessoais dos sujeitos da investigação. A responsabilidade pela proteção dos sujeitos de investigação deve ser sempre do médico ou de outro profissional de saúde e nunca dos participantes na investigação, mesmo que estes tenham dado o seu consentimento.

Este projeto foi realizado sob a abordagem de um método descritivo, pelo que é considerado uma investigação sem risco, e foi aceite pelo pessoal de gestão da escola de educação pré-escolar básica, sediada na comunidade de San Juan Tizahuapan, Epazoyucan, Hidalgo; com a carta oficial 190423 em que este estudo respeita a privacidade dos participantes adultos, crianças com um objetivo académico. (Anexo E).

2.8 Plano de análise estatística

Para a análise dos dados, será utilizado o pacote estatístico Statistical Package For The Social Sciences (SPSS) versão 27, serão utilizadas estatísticas descritivas para medir frequências, percentagens e algumas medidas de tendência central e gráficos; bem como estatísticas inferenciais para testar hipóteses através da correlação de Pearson.

Capítulo 3: Resultados

Os resultados recolhidos foram capturados de acordo com as variáveis estabelecidas em tabelas e gráficos que representam percentagens e estatísticas inferenciais, respetivamente.

3.1 Dados sócio-demográficos e culturais

Na Tabela 5, verificou-se que a idade das mães das crianças variou de 31 a 40 anos, o que equivale a 50%.

Relativamente ao estado civil da mãe, verificou-se que 46,2% são casadas e apenas 3,8% são solteiras; quanto à ocupação da mãe, verificou-se que 26,9% se dedicam a actividades domésticas, 23,1% são trabalhadoras privadas e 50% são trabalhadoras públicas; quanto ao nível de estudos da mãe, verificou-se que 57,7% estudaram uma licenciatura e 23,1% terminaram o ensino secundário.

Identificou-se que 100% falam espanhol, na origem da mãe 46,2% vêm da cidade e 42,3% do município, na forma como a sua família é composta verificámos que 69,2% vivem com o pai, a mãe e os filhos, 15,4% vivem em casa com a mãe e os filhos, e 11,5% vivem com o pai, a mãe, os filhos e os avós, 3,8% vivem em casa com o pai e os filhos .

Relativamente ao local de nascimento da criança, verificámos que 84,6% nasceram num hospital, 15,4% nasceram numa clínica, 73,1% tiveram menos de 3 filhos e 26,9% tiveram 3 ou 4 filhos.

Tabela 3

Distribuição dos factores sócio-demográficos da população estudada.

Frequência (%))

Idade do participante	19 ou menos	1(3.8)
	20 a 30	9(34.6)
	De 31 a 40	13(50)
	Mais de 41	3(11.5)
Estado civil	Individual	1(3.8)
	Casado	**12(46.2)**
	União Livre	9(34.6)
	Divorciado	4(15.4)
Profissão da mãe	Dona de casa	7(26.9)
	Trabalhador privado	6(23.1)
	Trabalhador público	**13(50)**
Escolaridade	Primário	1(3.8)
	Secundário	6(23.1)
	Bacharelato	**15(57.7)**
	Pós-graduação	4(15.4)
Rendimento mensal do agregado familiar	Superior a $4900	**13(50)**
	De $2000 a $4800	11(42.3)
	Menos de $2000	1(3.8)
	Sem rendimentos	1(3.8)

Fonte: N=26; CEIFSRCENVNMA (2023)

Na tabela 6 seguinte, relativamente à idade do filho mais novo, verificámos que 88,5% dos filhos mais novos têm entre 2 e 5 anos, 7,7% dos filhos mais novos têm entre 8 e 15 meses e apenas 3.8% dos seus filhos mais novos têm 7 meses ou menos, quanto ao rendimento familiar mensal verificámos que 50% deles recebem um rendimento superior a $4900, 42,3% recebem um rendimento mensal de $2000 a $4800, 3,8% recebem menos de $2000 pesos por mês, e 3,8% não recebem qualquer tipo de rendimento.

Por outro lado, 46,2% vivem em casa própria, 30,8% vivem em casa de um familiar e 23,1% vivem numa casa emprestada.

Para levar o filho à vacinação, que meio de transporte utilizam, 38,5% vão vacinar o filho em transporte particular, 34,6% vão vacinar o filho a pé, 15,4% em autocarro e apenas 11,5% em táxi , quanto a terem ouvido publicidade relativa à vacinação, 53,8% às vezes, 46,2% sempre.

Tabela 4

Distribuição dos factores sociais da população estudada.

Frequência (%)

Língua materna	Inglês	26(100)
Origem da mãe	Colónia	3(11.5)
	Município	11(42.3)
	Cidade	**12(46.2)**
A sua família é constituída por	Pai, mãe e filhos	**18(62.9)**
	Mãe e filhos	4(15.4)
	Pai e filhos	1(3.8)
	Pai, mãe, filhos e avós	3(11.5)
Local de nascimento da criança	Clínica	4(15.4)
	Hospital	**22(84.6)**
Número de crianças	Menos de 3	**19(73.1)**
	3 o 4	7(26.9)
Idade do filho mais novo	7 meses ou menos	1(3.8)
	De 8 a 15 meses	2(7.7)
	De 2 a 5 anos	**23(88.5)**
A casa onde vive é	Próprio	**12 (46.2)**
	De um membro da família	8(30.8)
	Emprestado	6(23.1)
Tipo de transporte utilizado	Transporte privado	**10(38.5)**
	A pé	9(34,6)
	Autocarro	4(15.4)
	Táxi	3(11.5)
Se já ouviu falar de publicidade sobre vacinação	Por vezes	**14(53.8)**
	Sempre	12(46.2)

Fonte: N=26; CEIFSRCENVNMA (2023)

3.2 Calendário nacional de imunização para crianças em idade escolar com menos de 5 anos de idade

Verificamos no gráfico 3 que 84,6% das famílias levam sempre os filhos para serem vacinados, 11,5% às vezes e 3,8% nunca, 61,5% não consideram que receber várias vacinas enfraquece o sistema imunitário e 16,4% consideram-no às vezes, 80,8% levam os filhos para serem vacinados.

Mesmo quando aconselhados a não o fazer por outras pessoas, 100% acreditam que é necessário dar vacinas de reserva, 3,8% raramente consideram os medicamentos caseiros como substitutos das vacinas e 100% nunca consideram as vacinas perigosas e prejudiciais para a saúde.

Gráfico 3
Factores culturais (usos e costumes) da população estudada.

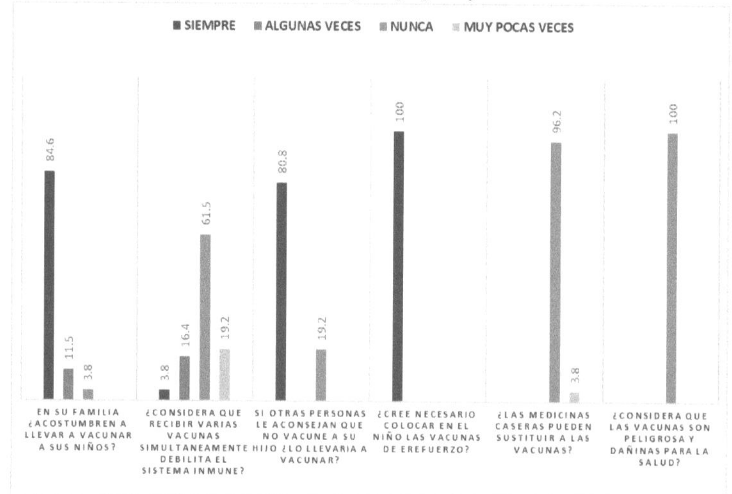

Fonte: N=26; CEIFSRCENVNMA (2023)

No gráfico 4, verificou-se que 84,6% cumpriram, até à data, a obrigação de levar o seu filho para ser vacinado na data marcada e 15,4% às vezes, 88,5% sentem-se sempre empenhados em manter as suas consultas de vacinação e um número igual de pessoas sente-se empenhado em ser informado sobre os benefícios das vacinas, 80,8%.

Por outro lado, têm tempo para levar os filhos à vacinação e 15,4% às vezes, 38,5% levariam às vezes os filhos a um familiar se não os pudessem levar à vacinação e

19,2% nunca os levariam, 96,2% nunca acreditariam que os medicamentos caseiros pudessem substituir as vacinas, 76,9% procuram sempre uma forma de encontrar uma solução se não puderem ir à vacinação.

Gráfico 4
Cumprimento do cartão de vacinação da população estudada.

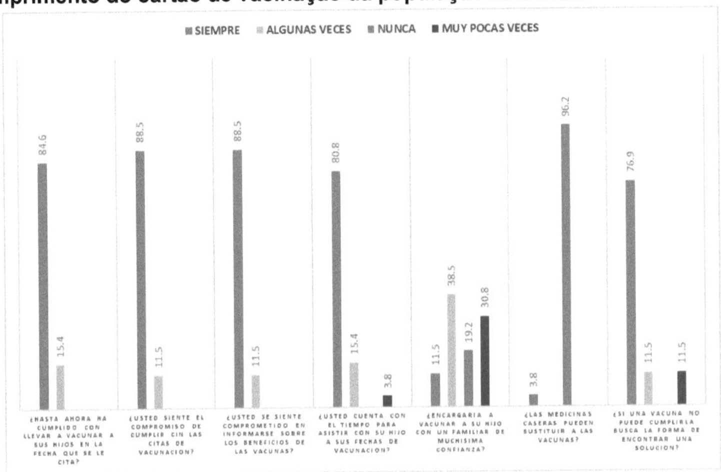

Fonte: N=26; CEIFSRCENVNMA (2023)

No gráfico 5, verifica-se que 73,1% comparecem sempre às consultas de vacinação agendadas, e 3,8% nunca, 80,8% mantêm sempre a continuidade do esquema vacinal.

Da população estudada, 92,3% nunca consideram que as vacinas são perigosas e prejudiciais para a saúde, 69,2% mantêm o registo das suas consultas de vacinação e 16,4% nunca o fazem, 65,4% nunca culpam as vacinas por outras doenças e 3,8% fazem-no sempre, 57,7% nunca automedicam os seus filhos e 3,8% fazem-no por vezes.

Gráfico 5
Auto-disciplina da mãe na população estudada.

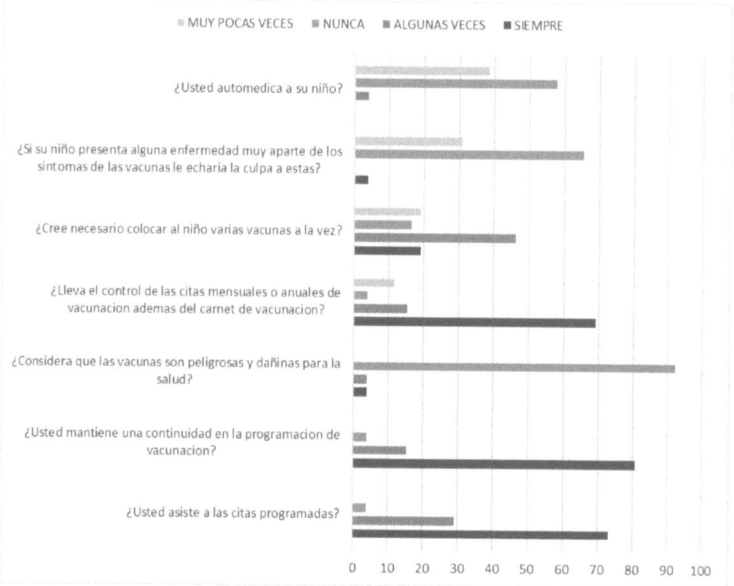

Fonte: N=26; CEIFSRCENVNMA (2023)

O gráfico 6 mostra que o principal motivo para não comparecer à consulta de vacinação foi não se lembrar da data (26,9%) e a mesma porcentagem não compareceu à consulta por falta de tempo (23,1%), dificuldade de locomoção (19,2%) e 3,8% perderam o cartão de vacina (3,8%).

Gráfico 6
Motivo de não cumprimento da população do estudo.

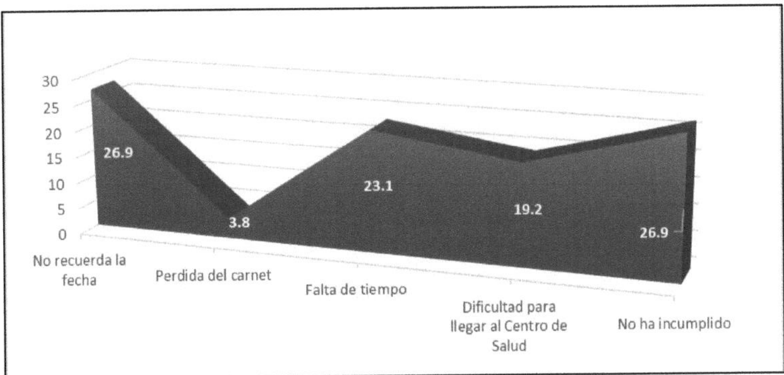

Fonte: N=26; CEIFSRCENVNMA (2023)

3.3 Estatística inferencial

A correlação **de Pearson** é um método estatístico paramétrico que mede a relação entre duas variáveis quantitativas; o coeficiente de correlação de Pearson varia entre -1 e +1, e o seu valor indica o tipo de correlação e a sua força:

- Correlação negativa: Um valor inferior a 0 indica uma correlação negativa.
- Correlação positiva: Um valor superior a 0 indica uma correlação positiva.
- Sem relação linear: Um valor de 0, ou próximo de 0, indica que não existe uma relação linear entre as duas variáveis.

Para calcular o coeficiente de correlação de Pearson, devem ser cumpridos determinados requisitos, tais como

- A escala de medida deve ser uma escala de intervalo ou de rácio.
- As variáveis devem ser aproximadamente distribuídas.
- A associação deve ser linear.
- Os dados não devem apresentar valores anómalos.

Para o teste da hipótese de que os factores culturais influenciam a adesão ao esquema de vacinação, encontrámos um valor P de .005 e uma significância de .001. Isto indica uma forte correlação positiva entre os factores culturais e a adesão ao esquema de vacinação.

Na tabela 7, observamos que, para o teste de H1, onde se inclui a variável "costumam levar os filhos para serem vacinados", o valor de P é de 0,044, com uma significância de 0,726, indicando uma forte correlação positiva.

Tabela 5

Factores culturais

		Valor e descrição
No caso de o seu filho faltar à consulta de vacinação, deve ter em conta esse facto:	A sua família costuma levar os seus filhos para serem vacinados?	.726 Correlação positiva forte.
Acha que é necessário dar à criança vacinas de reforço?	A sua família costuma levar os seus filhos para serem vacinados?	.411 Correlação positiva fraca.
Considera que as vacinas são perigosas e prejudiciais para a saúde?	A sua família costuma levar os seus filhos para serem vacinados?	.646 Correlação média positiva.
	No caso de o seu filho faltar à consulta de vacinação, considera que	.519 Correlação média positiva.
	Os medicamentos caseiros podem substituir as vacinas?	.483 Correlação positiva fraca.

Fonte: N=26. CEIFSRCENVNMA (2023)

A Tabela 8 mostra que para o teste H1, a variável está incluída, mantendo a continuidade no calendário de vacinação, o valor de P é 0,039, com uma significância de 0,533 correlação média positiva.

Mesa 6
A auto-disciplina da mãe

		Valor e descrição
Considera que as vacinas são perigosas e prejudiciais para a saúde?	Mantêm a continuidade da programação da vacinação?	0,494 correlação positiva fraca
	Comparece às consultas programadas?	0,462 correlação positiva fraca
Qual é a principal razão pela qual faltou à sua consulta de vacinação?	Para além do cartão de vacinação, mantém um registo das consultas mensais ou anuais de vacinação?	0,533 correlação média positiva.
	Auto-medica o seu filho?	0,400 correlação positiva fraca

Fonte: N=26. CEIFSRCENVNMA (2023)

Isto testa a hipótese H1; onde "mantém o registo das consultas mensais ou anuais de vacinação para além do cartão de vacinação"; obtendo uma correlação de 0,533 média positiva.

Capítulo 4: Conclusões

4.1 Discussão

A informação obtida a partir dos resultados foi analisada, para posteriormente discutir esses resultados com as referências obtidas durante o processo de investigação, identificando assim tendências e discrepâncias que nos permitem fazer uma contribuição para este campo do conhecimento, bem como identificar os factores que influenciam o não cumprimento do calendário de vacinação em crianças menores de 5 anos de idade numa escola de educação básica na comunidade de San Juan Tizahuapan, Epazoyucan Hidalgo, conforme estabelecido nos objectivos.

De acordo com os resultados obtidos nesta pesquisa, no que diz respeito aos fatores socioculturais relacionados ao cumprimento do calendário de vacinação, a idade da mãe das crianças está na faixa de 30 a 40 anos com 50%. Sendo diferente dos resultados de Isidro Ríos, Gutiérrez Aguado 2021, onde encontrou menos de metade são mais jovens com a maior percentagem (42%) das mães inquiridas que frequentam o centro de saúde são muito jovens com menos de 20 anos. (64)

Calderón Alarcón, Ccaccya Serna, Ccente Pérez 2021 no seu trabalho de investigação sobre a relação entre os factores socioculturais e o cumprimento do Esquema Nacional de Vacinação em crianças com menos de 5 anos de idade, verificou-se que a variável factores socioculturais está direta e positivamente relacionada com a variável cumprimento do esquema nacional de vacinação, semelhante aos resultados relatados neste estudo, onde se refere à perspetiva da mãe sobre o uso de vacinas: 89% acreditam que as vacinas são necessárias porque previnem ou protegem contra doenças graves, 61.5% acreditam que as vacinas nunca enfraquecem o sistema imunitário, 100% acreditam que as vacinas de reforço são necessárias e 100% acreditam que as vacinas nunca são prejudiciais. Observou-se que as mães cumpriram o calendário de vacinação, portanto, as doenças imunopreveníveis podem ser maiores em seus filhos que não estão protegidos. (24)

De Loera Díaz & et al 2021, associaram as razões para o não cumprimento do calendário básico de vacinação numa comunidade rural de Aguascalientes, um estudo qualitativo, transversal, com recurso a uma entrevista estruturada, concluíram que as razões expressas pelas mães eram diversas e muitas delas já tinham sido referidas em estudos anteriores, o que se destaca nesta investigação e a principal razão identificada foi o desinteresse pelo cumprimento. Nos resultados encontrados, 26,9% não cumpriram o cartão de vacina, o mesmo número não se lembrou da data e 23,1% não cumpriram por falta de tempo.(21)

A autodisciplina da mãe e os factores culturais influenciam, de facto, o cumprimento do calendário de vacinação. Com isto verificamos o que Nola Pender escreveu no Modelo de Promoção da Saúde, que explica como as caraterísticas e experiências individuais, bem como o conhecimento, afectam o comportamento que leva o indivíduo a participar ou não em comportamentos de saúde, os factores situacionais como o conhecimento e a autodisciplina influenciam o cumprimento do calendário de vacinação por parte das mães, aceitando assim a hipótese.

4.2 Conclusões

Esta investigação mostra que mais de metade das mães cujos filhos frequentam uma escola infantil na comunidade de San Juan Tizahuapan, Epazoyucan Hidalgo, estão informadas sobre o calendário de vacinação e a importância de vacinar as crianças com menos de 5 anos de idade. Verifica-se que quase metade das mães não faltou às datas de vacinação dos seus filhos; a principal razão pela qual os responsáveis pelas crianças não cumpriram o calendário de vacinação foi o facto de mais de metade não se lembrar da data, um quarto não ter tempo e um décimo ter perdido o cartão de vacinação.

Os factores sociais que desempenham um papel na decisão das mães ou dos prestadores de cuidados de cumprirem o calendário completo de vacinação são a idade da mãe e as suas habilitações literárias.

Os factores culturais envolvidos no cumprimento ou não cumprimento do calendário completo de vacinação são a influência que a família exerce na decisão da mãe em vacinar os seus filhos, e nesta investigação não encontrámos factores culturais envolvidos na decisão de vacinar os seus filhos e cumprir o calendário completo.

Existe uma correlação positiva entre a autodisciplina da mãe ou cuidador da criança, como comparecer às consultas programadas, manter a continuidade do calendário vacinal, não automedicar os seus filhos; conclui-se que existe uma relação importante entre a autodisciplina da mãe e o cumprimento do Calendário Nacional de Vacinação, onde influencia a sua participação em comportamentos promotores de saúde e a adoção de um compromisso com um plano de ação, como comprovado por Nola Pender no seu Modelo de Promoção da Saúde.

Neste estudo, foram encontradas diferenças significativas entre os factores pessoais, culturais, sociais e situacionais que influenciam o cumprimento do calendário de vacinação dos filhos por parte das mães; por exemplo, o nível de escolaridade da mãe, um quarto das quais tem o grau de bacharelato, vacina os seus filhos. A variável do nível de escolaridade da mãe tem, de facto, influência no cumprimento do calendário de vacinação das crianças com menos de 5 anos de idade.

4.3 Sugestões

O estudo mostrou que mais de metade das mães cujos filhos frequentam a pré-escola na comunidade de San Juan Tizahuapan, Epazoyucan, Hidalgo, estão informadas sobre o calendário de vacinação e a importância de vacinar as crianças com menos de 5 anos de idade. Verifica-se que quase metade das mães não faltou às datas de vacinação dos seus filhos; a principal razão pela qual os responsáveis pelas crianças não cumpriram o calendário de vacinação foi o facto de não se lembrarem da data em mais de metade, a falta de tempo num quarto e a perda do cartão de vacinação num décimo dos casos.

Factores sociais que desempenham um papel na decisão das mães ou prestadores de cuidados de cumprirem o calendário completo de vacinação, como a idade da mãe e os seus antecedentes escolares.

Os factores culturais envolvidos no cumprimento ou não cumprimento do calendário completo de vacinação; foi identificada a influência que a família exerce na decisão da mãe em vacinar os seus filhos, e no estudo não encontrámos nenhum fator cultural envolvido na decisão de vacinar os seus filhos e cumprir o calendário completo de vacinação.

Existe uma correlação positiva entre a autodisciplina da mãe ou cuidador da criança, como ir às consultas programadas, manter a continuidade do calendário de vacinação, não automedicar os seus filhos; onde se conclui que existe uma relação importante entre a autodisciplina da mãe e o cumprimento do Calendário Nacional de Vacinação, influenciando a sua participação em comportamentos de promoção da saúde; e a adoção de um compromisso com um plano de ação; como demonstrado por Nola Pender no seu Modelo de Promoção da Saúde.

Neste estudo, foram encontradas diferenças significativas entre os factores pessoais, culturais, sociais e situacionais das mães, no que diz respeito ao cumprimento do calendário de vacinação pelos seus filhos; por exemplo, o nível de escolaridade da mãe é um fator que influencia o cumprimento do calendário de vacinação das crianças com menos de 5 anos de idade.

Referências

1. Moreno-Pérez D, Álvarez García FJ, Arístegui Fernández J, Cilleruelo Ortega MJ, Corretger Rauet JM, García Sánchez N, et al. Calendário de vacinação da Associação Espanhola de Pediatria (CAV-AEP): recomendações para 2016. An Pediatr (Engl Ed). 2016;84(1):60. e1-60. e13.

2. Universidade Nacional Autónoma do México. As vacinas salvam vidas. Revista De Divulgación Del Instituto De Biotecnología De La Unam. 2019;19.

3. Merino Moína Pediatra El Greco Getafe Madrid MC, Bravo Acuña Pediatra El Greco Getafe Madrid JC. Generalidades sobre vacinas: aspectos práticos. Curso de atualização em pediatria. 2018;3.

4. Galindo Santana BM, Arroyo Rojas L, Concepción Díaz D. A segurança das vacinas e o seu impacto na população. Rev Cub Salud Publica. 2011;37(1).

5. Merino Moína Pediatra El Greco Getafe Madrid MC, Bravo Acuña Pediatra El Greco Getafe Madrid JC. Generalidades sobre vacinas: aspectos práticos. Curso de atualização em pediatria. 2018;3.

6. OMS. Plano de Ação Mundial para as Vacinas. In: OMS. 2020.

7. Ministério da Saúde e da Proteção Social. O que é preciso saber sobre as vacinas. Unicef. 2021;

8. Hospital Infantil Ricardo Gutiérrez. Generalidades das Vacinas. XV Curso Latino-americano "Atualização em Imunizações a Distância 2021. 2021;

9. Aristizábal Hoyos GP, Blanco Borjas DM, Sánchez Ramos A, Ostiguín Meléndez RM. O modelo de promoção da saúde de Nola Pender. Uma reflexão sobre a sua compreensão. Enfermería Universitaria. 2018;8(4).

10. LatinComm. História e progresso da vacinação no México. LatinComm, última revisão. 2015;

11. Arellán-Regalado M. Conhecimentos e atitudes das mães de crianças com menos de 5 anos de idade sobre vacinas. Revista CASUS de pesquisa em saúde e estudos de caso. 2018;3(3).

12. Escobar F, Osorio M, Hoz F. Razões para a não-vacinação em crianças com menos de cinco anos de idade em quatro cidades colombianas. Revista Pan-Americana de Saúde Pública. 2018;41.

13. Quirola Gavilánez JC, Herrera López JL. Factores socioculturais relacionados com o cumprimento dos calendários de vacinação em crianças com menos de 2 anos de idade durante o confinamento. Sapienza: Revista Internacional de Estudos Interdisciplinares. 2022;3(1).

14. Auris Contreras JM. Factores Asociados En El Incumplimiento Del Calendario De Vacunacion De Los Niños Menores De 2 Años, En Un Centro De Salud-Minsa-Lima 2017. concytec. 2018;

15. Santos-Preciado JI. Novo calendário de vacinação no México. Salud Publica Mex. 1999;41(1).

16. Orellana Centeno JE, Guerrero Sotelo RN. O processo de vacinação no México. Revista da Associação Dentária Mexicana. 2021;78(5).

17. Cobertura vacinal em crianças e adolescentes no México: calendário completo, incompleto e sem vacinação [Internet]. [citado 2023 Mar 28]. Disponível em: https://www.scielo.org.mx/scielo.php?script=sci_arttext&pid=S0036-36342013000800028

18. Díaz-Ortega JL, Ferreira-Guerrero Elizabeth, Trejo-Valdivia B, Téllez-Rojo MM, Ferreyra-Reyes L, Hernández-Serrato M, et al. Cobertura vacinal em crianças e adolescentes no México: calendário completo, incompleto e não-vacinação. Salud Publica Mex. 2013;55(SUPPL.2).

19. Hernández-Ávila M, Palacio-Mejía LS, Hernández-Ávila JE, Charvel S. Vacinação no México: cobertura imprecisa e acompanhamento deficiente das crianças que não completam o calendário. Salud Publica Mex. 2020;62(2).

20. Repositorio Digital UCSG: Factores associados ao incumprimento do calendário vacinal em crianças de 0 a 5 anos pertencentes a um sub-centro de saúde da cidade de Guayaquil. [Internet]. [citado 2023 Mar 28]. Disponível em: http://repositorio.ucsg.edu.ec/handle/3317/10071

21. Ricardo J, Loera-Díaz D, Nataly I, Teresa M, de Aguascalientes A, Gómez-Chávez M, et al. Razões para o não cumprimento do calendário básico de vacinação numa comunidade rural de Aguascalientes. Periodicidade: Trimestral. 2021; 16:2021.

22. Ministério da Saúde. Programa de ação específico para a vacinação universal 2013-2018. Programa do Setor da Saúde. 2018;

23. Noriega-Rubalcaba A, Nieto-Ortega E, Vivanco-Gómez E, Durán-Méndez A, Ortega DP, Peón AN. Estratégia de vacinação no México e diversidade de vacinas. Revista de la Sociedad Española de Beneficencia. 2021;2(1).

24. Fatores socioculturais e cumprimento do calendário nacional de vacinação em crianças menores de 5 anos de idade no centro de saúde Lliupapuquio - Apurimac, 2021 [Internet]. [citado 2023 Mar 28]. Disponível em: http://repositorio.unac.edu.pe/handle/20.500.12952/6592

25. Organização Mundial de Saúde. Plano de Ação Mundial para as Vacinas 2011-2020. Organização Mundial da Saúde. 2013;

26. Organização Mundial de Saúde. Vacinas contra a varicela. Boletim epidemiológico semanal. 2019;87(28-29).

27. Guevara-Saldaña L, Calle-Alvarez AM, Ramirez-Giraldo RH, Chinchilla-Mejia C, Cardona-Villa R. Myths and realities about vaccine allergy. Ata Médica Colombiana. 2018;44(2).

28. Ramíres-Pereda N, Regalado-Santiago C, Cruz-Sánchez JJ, Rodríguez-Cortes O, Gonzalez Cano P. Vacinas, adjuvantes e bacteriófagos como vectores de vacinas. BIOMEDICAL JOURNAL. 2020;31(3).

29. Galdos Kajatt O. Vacinas contra o papilomavírus humano. Revista Peruana de Ginecologia e Obstetrícia. 2018;64(3).

30. Osakidetza. Manual de vacinação. 2016. Classificação das vacinas: Princípios e recomendações gerais:

31. Regalado-Vasquez ZM, Peralta-Cárdenas F, Yamasqui JL, Cruz-Gavilanes MT. Fatores associados ao não cumprimento do esquema de vacinação e micronutrientes em gestantes na Paróquia de Ingapirca, Cantão de Cañar, período de novembro de 2016 a abril de 2017. Polo del Conocimiento. 2018;3(9).

32. Cumprimento do calendário nacional de vacinação em pacientes pediátricos atendidos em ambulatório de um hospital terciário [Internet]. [cited 2023 Mar 28]. Disponível em: https://www.imbiomed.com.mx/articulo.php?id=111093

33. Isidro Ríos TL, Gutiérrez Aguado A. Factores pré-natais associados ao incumprimento do esquema básico de vacinação em menores de 5 anos. Revista da Faculdade de Medicina Humana. 2021;21(2).

34. Escobar-Díaz F, Bibiana Osorio-Merchán M, De la Hoz-Restrepo F. Razões para a não-vacinação em crianças menores de cinco anos de idade em quatro cidades colombianas. Revista Pan-Americana de Saúde Pública. 2017;41.

35. Muñoz-Trinidad J, Villalobos-Navarro A, Gómez-Chávez JR, De Loera-Díaz IN, Nieto-Aguilar A, Macías-Galaviz MaT. Razões para o não cumprimento do calendário básico de vacinação numa comunidade rural de Aguascalientes. Lux Médica. 2021;16(47).

36. Redação médica da LatinComm S.A. México: Pioneiro na produção local de vacinas. História e progresso da vacinação no México. Última revisão. 2015;

37. Di Fabio JL, Agudelo CI, Castañeda E. Sistema Regional de Vacinas (SIREVA), vigilância laboratorial e desenvolvimento de vacinas para Streptococcus pneumoniae: análise bibliométrica, 1993-2019. Revista Pan-Americana de Saúde Pública. 2020;44.

38. Coronada M, Hidalgo G. Vacinas de ARN: a geração de vacinas mais promissora. 2021.

39. Alarcón Velásquez LN, Mogollón Torres F de M. Reacções adversas à vacinação BCG e aos cuidados maternos domiciliários em crianças com menos de 1 ano de idade. ACC CIETNA: Revista da Escola de Enfermagem. 2021;8(2).

40. Morales P, Balcells ME. A relevância atual da vacina BCG na prevenção da tuberculose infantil. Andes Pediatrica. 2019;90(6).

41. Rada Cuentas J. Vacina BCG. Rev Soc Boliv Pediatr. 1998;37(1).

42. Dal Lago JE, Levy EJ. Osteomielite da tíbia secundária à vacinação BCG num paciente pediátrico imunocompetente. Relato de caso. Revista da Associação Argentina de Ortopedia e Traumatologia. 2020;85(2).

43. Real Delor RE. Resposta inadequada à vacina contra hepatite B no pessoal de saúde do Hospital Nacional, Paraguai. Rev Fac Cienc Med. 2018;75(3).

44. Garassini M. Vacina contra a hepatite B. Gen. 1982;36(2-3).

45. Fernández Nieto MI. Seroconversão da vacina anti-hepatite B no pessoal de saúde. Enfermería Investiga Investiga Investigación Vinculación Docencia y Gestión. 2019;4(3).

46. Zachou K, Sarantopoulos A, Gatselis NK, Vassiliadis T, Gabeta S, Stefos A, et al. Reativação do vírus da hepatite B em doentes negativos para o antigénio de superfície do vírus da hepatite B que recebem imunossupressão: uma ameaça oculta. World J Hepatol. 2013;5(7).

47. Cruchet R, Dezanet LNC, Maylin S, Gabassi A, Rougier H, Miailhes P, et al. Associação do antigénio relacionado com o núcleo da hepatite B e do anticorpo anti-hepatite B com a evolução da fibrose hepática em doentes co-infectados com o vírus da imunodeficiência humana e o vírus da hepatite B durante o tratamento com tenofovir. Open Forum Infect Dis. 2020;7(7).

48. Lacruz-Rengel MA, Calderón J, Angulo F, Mata A, Quintero Y. Conocimiento materno sobre estrategias básicas de prevención en enfermedad diarreica aguda TT - Conhecimento materno sobre estratégias básicas de prevenção na doença diarreica aguda. Arch venez pueric pediatr. 2012;75(4).

49. Iskander JK, Gidudu J, Arboleda N, Huang WT. Principais questões de segurança das vacinas selecionadas. Annales Nestlé. 2008;66(2).

50. González Chávez R. Seasonality of rotavirus infection in Venezuela: relationship between monthly rotavirus incidence and rainfall indices. Invest Clin. 2015;56(3).

51. Lacruz-Rengel M, Calderón J, Angulo F, Mata A, Quintero Y. Conhecimento materno sobre estratégias básicas de prevenção na doença diarreica aguda. Arch Venez Pueric Pediatr. 2012;75(4).

52. Ordóñez BR. Investigação epidemiológica sobre o poder antigénico da vacina anti-influenza. Prensa Med Mex. 1972;37(7).

53. Keller F. K, Sepúlveda S. O, Ibarra M. L. Equine influenza: Serological response in equines immunised with bivalent equine influenza vaccine. Avanços em Ciências Veterinárias. 2010;5(2).

54. Romero M, Sandoval M, Tamayo K, Vivas J, Vizcaya C, D`Apollo R. Cobertura y cumplimiento del esquema de immunizaciones en niños hasta 5 años, Las Cuibas, Estado Lara. Revista Venezuelana de Saúde Pública. 2014;2(1).

55. Perret P C. A pandemia de gripe um ano após a primeira vaga: o que podemos dizer agora? TT - Pandemia de gripe um ano após a primeira vaga: O que aprendemos? Revista chilena de infectología. 2010;27(2).

56. González-Abad MJ, Alonso-Sanz M. Invasive pneumococcal disease in paediatrics: what can be expected from the new 13-valent pneumococcal conjugate vaccine? Vaccines. 2012;13(3).

57. Moreno-Pérez D, Álvarez García FJ, Arístegui Fernández J, Cilleruelo Ortega MJ, Corretger Rauet JM, García Sánchez N, et al. [Calendário de imunização da Associação Espanhola de Pediatria: recomendações 2017]. An Pediatr (Barc) [Internet]. 2017 Feb 1 [citado 2023 Mar 28];86(2):98. e1-98. e9. Disponível em: https://pubmed.ncbi.nlm.nih.gov/28038948/

58. Sánchez J, Ramírez R, Cardona R. Frequência de reacções alérgicas à vacina MMR em pacientes com alergia ao ovo. Biomedica. 2018;38(4).

59. Eduardo Mazzi Gonzales de Prada A, Aliaga Uria O, Rodrigo Diana C, Alvaraz Ivana C, Rodriguez Omar C, Cortez Victoria C, et al. Cumprimento do calendário de vacinação em crianças internadas em um hospital. Vol. 47, Rev Soc Bol Ped. 2008.

60. Generalitat de Catalunya. Vacina contra a COVID-19 Pfizer / BioNTech. Generalitat de Catalunya Servei Català de la Salut. 2021;

61. Zhu N ZD, Wang W, Li X, Yang B, Song J. Estratégias e estado atual da corrida ao desenvolvimento da vacina SARS-CoV2. Nat Rev Immunol. 2019;382(7).

62. Santos ADS, Viana MCA, Chaves EMC, Bezerra ADM, Gonçalves Júnior J, Tamboril ACR. Tecnologia educacional baseada em nola pender: promoção da saúde do adolescente. Revista de Enfermagem UFPE on line. 2018;12(2).

63. Ali Y, Mekonnen FA, Molla Lakew A, Wolde HF. Má utilização dos serviços de saúde materna associada à vacinação incompleta entre crianças de 12-23 meses de idade na Etiópia. https://doi.org/101080/2164551520191670124 [Internet]. 2019 May 3 [citado 2023 Mar 28];16(5):1202-7. Available from: https://www.tandfonline.com/doi/abs/10.1080/21645515.2019.1670124

64. Isidro-Ríos TL, Gutiérrez-Aguado A, Factores pré-natais associados ao incumprimento do esquema básico de vacinação em crianças menores de cinco anos de idade. Fatores pré-natais associados ao não cumprimento do esquema básico de vacinação em crianças menores de 5 anos de idade. Revista da Faculdade de Medicina Humana [Internet]. 2021 Mar 15 [citado 2023 Mar 28];21(2):354-63. Disponível em: http://www.scielo.org.pe/scielo.php?script=sci_arttext&pid=S2308-05312021000200354&lng=es&nrm=iso&tlng=es

Anexo A. Operacionalização das variáveis

Variável	Definição concetual	Definição operacional
Factores sociais	Os factores sociais são elementos condicionantes internos ou externos que influenciam as condições de vida das pessoas, sendo os factores sociais e culturais os mais importantes.	Os factores sociais são variáveis que afectam as mães como um todo, tanto no local como no espaço em que se encontram, estando envolvidos vários aspectos, como o grau de escolaridade, a ocupação materna, a acessibilidade e a frequência das unidades de saúde.
Factores culturais	Um elemento ou caraterística de uma cultura que influencia significativamente o desenvolvimento de um determinado fenómeno ou atividade.	Constituído pelo conjunto de crenças, conhecimentos, estilos de vida aprendidos, partilhados e transmitidos no seio de um determinado grupo, que orientam o raciocínio, a tomada de decisões e as acções das mães na prestação de cuidados à criança.
O empenhamento e a autodisciplina da mãe	Estes são os elementos condicionantes que contribuem para diferentes resultados. Neste caso, são as causas que levam a mãe a ir ou não vacinar os seus filhos. Para a Organização Mundial de Saúde (OMS), um fator é qualquer circunstância ou causa que induz ou motiva a tomada de decisões	Estes são todos os elementos que condicionam uma ação, tornando-se as causas do cumprimento do calendário de vacinação em crianças menores de 5 anos, de acordo com factores cognitivos e institucionais, medidos através de um questionário.

Fonte: Cruz e Baltazar (2023)

Variáveis dependentes

Variável	Definição concetual	Dimensões	Definição operacional	Indicadores
Factores socioculturais (Dependente)	Os factores socioculturais são elementos condicionantes internos ou externos que influenciam as condições de vida das pessoas, sendo os factores sociais e culturais os mais importantes.	Social	Os factores sociais são variáveis que afectam as mães como um todo, tanto no local como no espaço em que se encontram, estando envolvidos vários aspectos, como o grau de escolaridade, a ocupação materna, a acessibilidade e a frequência das unidades de saúde.	Idade, Nível de instrução, Estado civil, Origem, Língua materna, Constituição familiar, Local de nascimento do filho, Número de filhos, Idade dos filhos menores, Profissão, Rendimento, Tipo de habitação, Transporte, Publicidade nos meios de comunicação social.
		Culturais	Constituído pelo conjunto de crenças, conhecimentos, estilos de vida aprendidos, partilhados e transmitidos num determinado grupo, que orientam o raciocínio, as decisões e as acções das mães na prestação de cuidados aos seus filhos.	Alfândega Hábitos Crenças Conhecimento

Fonte: Cruz e Baltazar (2023)

Variáveis independentes

Variável	Definição concetual	Dimensões	Definição operacional	Indicadores
Cumprimento do calendário nacional de imunização (Independente)	Estes são os elementos condicionantes que contribuem para diferentes resultados. Neste caso, são as causas que levam a mãe a ir ou não vacinar os seus filhos. Para a Organização Mundial de Saúde (OMS), um fator é qualquer circunstância ou causa que induz ou motiva a tomada de decisões	Compromisso da mãe A auto-disciplina da mãe	São todos os elementos que condicionam uma ação, tornando-se as causas do cumprimento do calendário de vacinação em crianças com menos de 5 anos de idade, segundo factores cognitivos e institucionais, medidos através de um questionário.	Compromisso Disponibilidade de tempo Assiduidade e continuidade das consultas. Observação e dedicação à saúde da criança.

Fonte: Cruz e Baltazar (2023)

Anexo B. Consentimento informado e consensual.

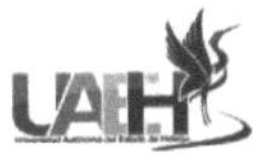

Universidade Autónoma do Estado de Hidalgo.
Especialidade de Enfermagem Pediátrica.
Secretário para a Investigação e os Estudos de
Pós-Graduação.

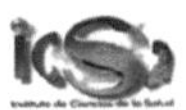

Título do Projeto: Factores que influenciam o não cumprimento do calendário vacinal em crianças dos 0 aos 5 anos de idade num jardim de infância.

Autora principal: Lic. Magda Karina Cruz García. Diretora de tese: M.C.E. Rosa María Baltazar Téllez.

Convidamo-lo a participar na investigação intitulada "Factores que influenciam o não cumprimento do calendário de vacinação em crianças dos 0 aos 5 anos de idade num jardim de infância". Para a realização desta investigação, tivemos em conta os aspectos éticos baseados nos regulamentos da Lei Geral da Saúde (1987) sobre a Investigação relativa aos aspectos éticos da investigação em seres humanos contidos no segundo título, capítulo I e capítulo III.

No Capítulo I, de acordo com o artigo 13º, a dignidade e a proteção dos direitos e do bem-estar dos participantes devem ser respeitadas.
 De acordo com o artigo 17º, esta foi considerada uma investigação de risco mínimo, uma vez que não foi efectuada qualquer intervenção ou modificação intencional nas variáveis fisiológicas, psicológicas e sociais dos participantes no estudo.

 A informação que a Sra. Magda Karina Cruz García obtiver nesta entrevista será utilizada para a realização da sua Tese como requisito para a obtenção do grau de Pós-graduação em Enfermagem Pediátrica na Universidade Autónoma do Estado de Hidalgo.

A sua participação consistirá em responder a um inquérito, que terá a duração de 20 minutos. As informações que me fornecer serão mantidas sob a proteção dos investigadores. O anonimato do seu nome será protegido pela utilização de números e códigos para classificar os inquéritos.
A sua participação é voluntária, ou seja, não deve sentir-se pressionado a participar e não receberá qualquer incentivo financeiro pela sua participação. Se desejar, tem o direito de se recusar a participar e de se retirar do estudo em qualquer altura. Esta decisão será respeitada (princípio ético número 8: embora o objetivo principal da investigação médica seja gerar novos conhecimentos, este objetivo nunca deve ter precedência sobre os direitos e interesses do sujeito da investigação).

I____ foram convidados a participar na investigação "Factores que influenciam o não cumprimento do calendário de vacinação em crianças dos 0 aos 5 anos de idade num jardim de infância".

A minha participação assumirá a forma de um inquérito:
    Li as informações
    2. Tive a possibilidade de colocar questões e estas foram respondidas de forma satisfatória.
    3. Concordo voluntariamente em participar na investigação e compreendo o meu direito de me retirar do estudo em qualquer altura sem ser afetado de forma alguma.

Nome do participante: ______________________________________

Nome da mãe: ______________________________________

Assinatura: ____

Anexo C. Instrumento de avaliação

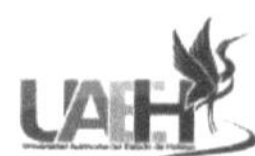

Universidade Autónoma do Estado de Hidalgo.
Especialidade de Enfermagem Pediátrica.
Secretário para a Investigação e os Estudos de
Pós-Graduação.

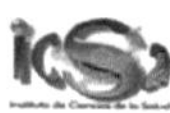

"Questionário de avaliação para identificar factores socioculturais e a sua relação com o cumprimento do calendário nacional de vacinação em crianças com menos de 5 anos de idade" *CEIFSRCENVNMA* (2023)

Cara Senhora, o objetivo deste questionário é obter informações sobre os factores socioculturais que influenciam o cumprimento do calendário de vacinação, para o qual se solicita a sua colaboração de forma sincera, expressando que é anónima. Os dados que fornecer serão mantidos confidenciais e anónimos.

INSTRUÇÕES: Assinale com um (X) a opção que considera correta e escolha apenas uma alternativa. Não deixe as perguntas em branco. Obrigado (a).

FACTORES SOCIAIS

1.- Idade:
- a. 19 ou menos
- b. 20 a 30
- c. de 31 a 40
- d. mais de 41 anos de idade

2 - Qual é o seu estado civil?
- a. único
- b. casado
- c. união livre
- d. divorciado
- e. viúvo

3.- Profissão:
- a. estudante
- b. dona de casa
- c. empregado privado
- d. funcionário público

4.- Nível de estudos:
- a. analfabeto
- b. primário
- c. secundário
- d. diploma de bacharelato
- e. curso de pós-graduação

5 - Origem da mãe
- a. Colónia
- b. Serra
- c. Município
- d. Cidade

6 - Língua materna:
- a. Inglês
- b. Inglês
- c. Língua indígena

7.- A tua família é constituída por:

   a. pai, mãe e filhos
   b. mãe e filhos
   c. pai e filhos
   d. pais, filhos e avós

8.- Local de nascimento da criança:
   a. Clínica
   b. Hospital
   c. Centro de saúde
   d. Em casa

9 - Quantos filhos tem?
   a. menos de 3
   b. 3 ou 4 crianças
   c. 5 ou 6 crianças
   d. 7 filhos ou mais

10.- Idade do filho menor:
   a. 7 meses ou menos
   b. dos 8 aos 15 meses
   c. de 16 a 23 meses
   d. de 2 a 5 anos

11.- Qual é o rendimento mensal do seu agregado familiar?
   a. mais de $4900
   b. de $2000 a $4800
   c. menos de $2000
   d. sem rendimentos

12.- A casa onde vives é:
   a. Próprio
   b. Família
   c. Alugado
   d. emprestado

13.- Que meio de transporte utiliza para levar o seu filho para ser vacinado?
   a. transporte privado
   b. táxi
   c. autocarro
   d. a pé

14- Ouviu algum anúncio sobre o tipo de vacinação que o seu filho costuma receber? a. Sempre
   b. Por vezes
   c. Muito raramente
   d. Nunca

FACTORES CULTURAIS

15 - Na sua família, costuma levar os seus filhos para serem vacinados?
- a. Sempre
- b. Por vezes
- c. Muito raramente
- d. Nunca

16.- Considera que receber várias vacinas em simultâneo enfraquece o sistema imunitário? a. sempre
- b. Por vezes
- c. Muito raramente
- d. Nunca

17- Se outras pessoas o aconselharem a não vacinar o seu filho, levá-lo-ia para ser vacinado?
- a. sempre
- b. Por vezes
- c. Muito raramente
- d. Nunca

18.- No caso de os seus filhos terem febre, diarreia, constipação ou estarem a ser tratados, levá-los-ia para serem vacinados?
- a. Leva-o ao pediatra
- b. Dá remédio
- c. Voltaria a vacinar-me
- d. Daria a conhecer o seu desconforto

19 - Acha que as vacinas são necessárias e porquê?
- a. Prevenir ou proteger contra doenças graves.
- b. São medicamentos para curar doenças.
- c. Contribuir para o seu crescimento e desenvolvimento corretos.
- d. Desconhecido

20 - No caso de o seu filho faltar à consulta de vacinação, considera que:
- a. É necessário continuar
- b. não é necessário continuar
- c. deve manter-se como está
- d. desconhecido

21- Acha que é necessário dar à criança vacinas de reforço?
- a. Sempre
- b. Por vezes
- c. Muito raramente
- d. Nunca

22.- Os medicamentos caseiros podem substituir as vacinas?
- a. Sempre
- b. Por vezes
- c. Muito raramente
- d. Nunca

23 - Considera que as vacinas são perigosas e prejudiciais para a saúde?
- a. Sempre
- b. Por vezes
- c. Muito raramente
- d. Nunca

CUMPRIMENTO DO CARTÃO DE VACINAÇÃO

24 - Até à data, cumpriu o calendário de vacinação dos seus filhos?
- a. Sempre
- b. Por vezes
- c. Muito raramente
- d. Nunca

25 - Sente-se empenhado em manter as suas consultas de vacinação?
- a. Sempre
- b. Por vezes
- c. Muito raramente
- d. Nunca

26- Sente-se empenhado em aprender sobre os benefícios das vacinas?
- a. Sempre
- b. Por vezes
- c. Muito raramente
- d. Nunca

27 - Tem tempo para ir às consultas de vacinação do seu filho?
- a. Sempre
- b. Por vezes
- c. Muito raramente
- d. Nunca

28 - Deixaria que o seu filho fosse vacinado por um familiar de confiança?
- a. Sempre
- b. Por vezes
- c. Muito raramente
- d. Nunca

29 - Os medicamentos caseiros podem substituir as vacinas?
- a. Sempre
- b. Por vezes
- c. Muito raramente
- d. Nunca

30.- Se uma vacina não puder ser cumprida, procura uma forma de encontrar uma solução?
- a. Sempre
- b. Por vezes
- c. Muito raramente
- d. Nunca

A AUTO-DISCIPLINA DA MÃE

31.- Comparece às consultas programadas?
- a. Sempre
- b. Por vezes
- c. Muito raramente
- d. Nunca

32.- Mantém a continuidade do calendário de vacinação?
- a. Sempre
- b. Por vezes
- c. Muito raramente
- d. Nunca

33 - Considera que as vacinas são perigosas e prejudiciais para a saúde?
- a. Sempre
- b. Por vezes
- c. Muito raramente
- d. Nunca

34.- Para além do cartão de vacinação, mantém um registo das consultas mensais ou anuais de vacinação?

     a. Sempre

     b. Por vezes

     c. Muito raramente

     d. Nunca

35- Acha que é necessário dar à criança várias vacinas ao mesmo tempo?

     a. Sempre

     b. Por vezes

     c. Muito raramente

     d. Nunca

36 - Se o seu filho tiver alguma doença para além dos sintomas das vacinas, atribui a culpa às vacinas?

     a. Sempre

     b. Por vezes

     c. Muito raramente

     d. Nunca

37 - O seu filho auto-medica-se?

     a. Sempre

     b. Por vezes

     c. Muito raramente

     d. Nunca

38- Qual é a principal razão pela qual faltou à sua consulta de vacinação?

     a. Não se lembra da data

     b. Perda do cartão

     c. Falta de tempo

     d. Dificuldade de deslocação ao Centro de Saúde

¡¡¡¡¡ Obrigado pela vossa participação!!!!

Anexo D. Autorização de investigação

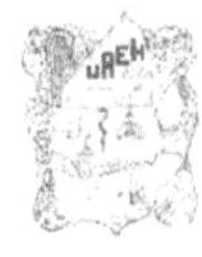

14/abril/2023

Of. Núm. 015

Asunto: Autorización de investigación

MTRA. SANDY CORONA GREZ
DIRECTORA DEL JARDIN DE NIÑOS JOSE VASCONCELOS
SAN JUAN TIZAHUAPAN, EPAZOTUCAN, HIDALGO

Por medio del presente me permito, solicitar su autorización para que la estudiante del Posgrado en Enfermería Pediátrica de la Universidad Autónoma del Estado de Hidalgo, L. E. Magda Karina Cruz García aplique su protocolo de investigación titulado "Factores que influyen el incumplimiento en el esquema de vacunación en niños escolares", toda a vez que ella se encuentra realizando su tesis para su obtención de grado como enfermera especialista en pediatría, haciendo mención que este proyecto esta asesorado por una investigadora experta en el área, y la información que se recabará solamente será utilizada para los fines académicos de la interesada, y en lo que se apega a la Ley General de Salud en materia de investigación, se les otorgará previamente a los participantes y padres de familia y/o tutores un consentimiento informado y consensuado. Para validar la autorización en la participación de este estudio. Cabe hacer mención que las fechas que se utilizarán son los días 19, 20 y 21 del presente mes en un horario de 9:00 am a 12:00 pm.

Sin más por el momento, esperando sea favorecido con su gentil y valioso apoyo le envió un cordial saludo.

A T E N T A M E N T E
"AMOR, ORDEN Y PROGRESO"

M.C.E. ROSA MARIA BALTAZAR TÉLLEZ
COORDINADORA DE LA ESPECIALIDAD EN ENFERMERIA PEDIATRICA

C.C.P. INTERESADO

www.uaeh.edu.mx

Anexo E. Autorização de aplicação

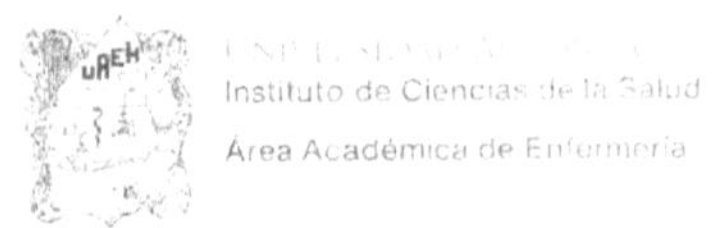

Instituto de Ciencias de la Salud

Área Académica de Enfermería

14/abril/2023

Of. Núm. 015

Asunto: Autorización de investigación

MTRA. SANDY CORONA GREZ
DIRECTORA DEL JARDIN DE NIÑOS JOSE VASCONCELOS
SAN JUAN TIZAHUAPAN, EPAZOTUCAN, HIDALGO

Por medio del presente me permito, solicitar su autorización para que la estudiante del Posgrado en Enfermería Pediátrica de la Universidad Autónoma del Estado de Hidalgo, L. E. Magda Karina Cruz García aplique su protocolo de investigación titulado "Factores que influyen el incumplimiento en el esquema de vacunación en niños escolares", toda a vez que ella se encuentra realizando su tesis para su obtención de grado como enfermera especialista en pediatría, haciendo mención que este proyecto esta asesorado por una investigadora experta en el área, y la información que se recabará solamente será utilizada para los fines académicos de la interesada, y en lo que se apega a la Ley General de Salud en materia de investigación, se les otorgará previamente a los participantes y padres de familia y/o tutores un consentimiento informado y consensuado. Para validar la autorización en la participación de este estudio. Cabe hacer mención que las fechas que se utilizarán son los días 19, 20 y 21 del presente mes en un horario de 9:00 am a 12:00 pm.

Sin más por el momento, esperando sea favorecido con su gentil y valioso apoyo le envió un cordial saludo.

ATENTAMENTE
"AMOR, ORDEN Y PROGRESO"

M.C.E. ROSA MARIA BALTAZAR TÉLLEZ
COORDINADORA DE LA ESPECIALIDAD EN ENFERMERIA PEDIATRICA

C.C.P. INTERESADO

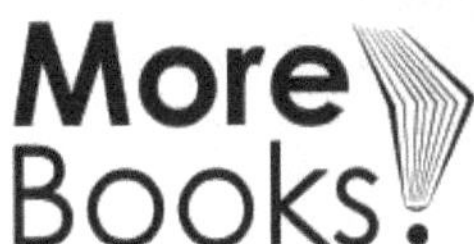

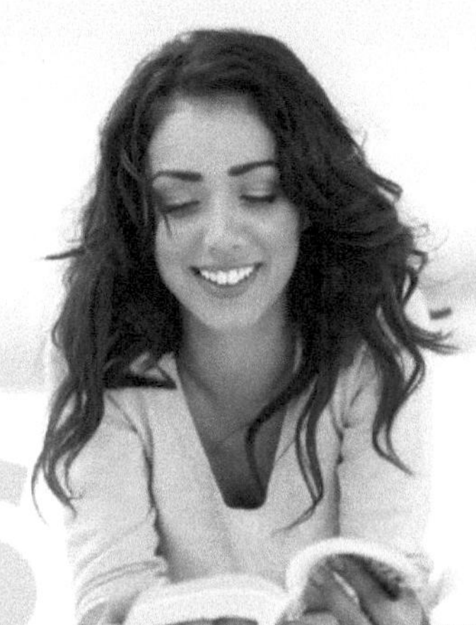

yes
I want morebooks!

Buy your books fast and straightforward online - at one of world's fastest growing online book stores! Environmentally sound due to Print-on-Demand technologies.

Buy your books online at
www.morebooks.shop

Compre os seus livros mais rápido e diretamente na internet, em uma das livrarias on-line com o maior crescimento no mundo! Produção que protege o meio ambiente através das tecnologias de impressão sob demanda.

Compre os seus livros on-line em
www.morebooks.shop

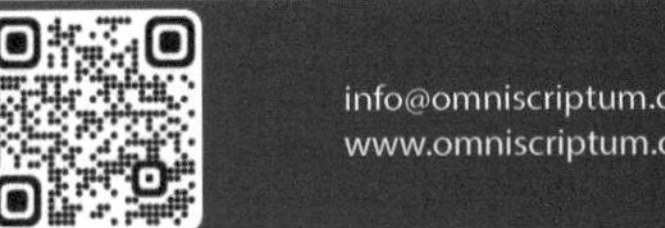

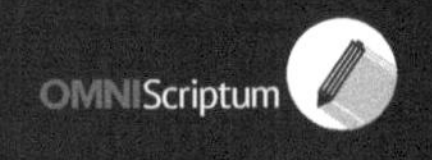